老いが怖くなくなる本

和田秀樹
Hideki Wada

小学館新書

はじめに

近くのものが見えにくくなった、白髪《しらが》が目立ち始めた、体力が続かなくなった、会話で言葉が出てこずに「何だっけ、あれ」ということが増えてきた……老いを実感し始めるきっかけは人それぞれでしょう。

いずれにしても、自分の身に起こって初めて、老いは誰にでもやってくるという事実を実感することができます。

これから老いを迎えようというときに、あなたが感じるのは期待でしょうか、不安でしょうか。

多くの人にとって、おそらく不安のほうが格段に大きいように思います。長い老後をともに過ごす老いへの不安——人生100年時代といわれても、手放しでは喜べない理由もそこにあるのでしょう。

老年精神医学を専門とする医者として、30年以上、高齢の患者さんたちを診てきた私からすると、「なぜ、そんなに老いを恐れるのですか？」というのが正直なところです。

老いの不安というのは、突き詰めれば、「この先幸せに生きられるだろうか」ということだと、私は思っています。

実際、私は臨床の現場で、幸せな老後を生きている高齢者をたくさん見てきました。そうした経験で私が得た結論は、「老いることは、それほど怖くもないし、つらいことでもない」です。

もちろん、私が診てきたすべてのシニア世代の人たちが幸せな老後を送っていたかというと、そうではありません。つらそうに生きている人たちもたくさんいました。

両者を分けるものは何だろうとずっと考えてきましたが、結局、「老いる」ということと上手《じょうず》に付き合えるか否かなのだろうと今は捉えています。老後の人生を楽しめている人たちというのは、ある部分では老いとうまく闘い、ある部分では老いをうまく受け入れるという生き方をされています。

実際、「老い」というものを臨床の現場で長年見ていて実感するのは、老いには「闘う」

と「受け入れる」の２つの段階がある、ということです。

今の時代、80歳になるくらいまでは、ある程度老いのスピードを遅らせることは可能です。つまり、老いと闘うことができる。

一方、80歳を過ぎると、老いを減速させようとしても、それがかなわなくなっていきます。老いに抗《あらが》えなくなったときに肝心なのは、頑張って闘い続けることではなく、次の段階を用意しておくこと。つまり、受け入れる段階に入るわけです。

楽しい老後を送れる人たちというのは、それぞれの段階において、上手《じょうず》な闘い方、上手な受け入れ方を実践しているのだと思います。また「闘う」「受け入れる」の２つのバランスもいいのでしょう。

では、どうすれば老いと上手に闘い、老いを上手に受け入れられるのか。

本書では、老いと闘いつつも、老いを受け入れていくためのヒントを、私自身の専門である医学の知識と、長く老年精神医療に携わってきた心の臨床の経験に基づいてお伝えしていこうと思っています。

世界保健機関（ＷＨＯ）の定義では、65歳以上の人が高齢者とされます。しかし、こういわれても、現代の日本ではピンとこない人のほうが多いのではないでしょうか。もちろん個人差はありますが、65歳は高齢と呼ぶにはまだまだ早すぎる年齢です。

ただし、老いを考える上で65歳が重要なターニングポイントとなるのは間違いありません。それは、「リタイア」という一番気をつけるべき変化がこのタイミングでやってくるからです。

定年年齢の実質的な引き上げで、今や多くの人にとって65歳がリタイア年齢となっています。退職して手に入れた自由を、自分の好きなことに使える第二の人生の始まりです。

しかし一方で、退職後とくにすることもなく家にこもりがちになると、新しい物事との出会いや人とのコミュニケーションの機会が減り、脳機能の衰えに拍車がかかります。肉体面でも、外出しなくなれば運動機能が落ち込み、老化が進んでしまいます。そんな境界線上にある要注意の年齢が65歳のリタイア年齢なのです。

この時点で、老いに向けての心と体の対策を知っているかいないかで、その後の長い老後が大きく左右されるといっても過言ではありません。

年齢とともに、「あれもできなくなった、これもできなくなった」と嘆きながら過ごすより、「まだまだあれもできる、これもできる」と毎日を楽しみながら暮らしたほうが、人生は幸せに決まっています。本書はそんな幸せな老後に向けての提言です。

ヒントはかなり具体的な内容になっていますので、今日からでも実践できます。あなたの「なりたい老後」をイメージしながら、それに近づけるためのものを「いいとこどり」していってほしいと思います。

老いが怖くなくなる本

目次

はじめに……2

第1章 ● 認知症に脅《おび》える必要はない……13
「とんでもない不幸」という思い込み
長生きすれば認知症になるのは当たり前
認知症になると「何もできなくなる」は本当か？
長年培ってきた能力は発症後も保たれる
徘徊や妄想は誰にでも起こるわけではない
周囲の理解が症状を緩和させる
ワンパターンで受動的な生活から脱却する
頭と体を使い続ける認知症予防
「人と会わない」「出かけない」が認知症を加速させる
できなくなったことは諦めて、できることはやり続ける
7時間睡眠で認知症を防ぐ

認知症が進めばストレスから解放される
感じなくなるからこその「幸せ」もある
「迷惑はかけて当たり前」と思おう
〔コラム〕　知っておきたい認知症の基礎知識

第2章 「老人性うつ病」だけには気をつけろ……53

人生を全否定してしまう危険な病
「暗いトンネル」
うつ病患者の４割が60歳以上
早期に治療すれば完治する
精神科はもっと身近になっていい
「急に現れた」かどうかが見極めのポイント
予防に欠かせないたんぱく質
朝の日光浴が心だけではなく、睡眠の質もアップさせる
リズム運動でセロトニンの分泌を活性化できる
歩くことで「骨の老化」のスピードも抑えられる
愚痴酒だけは避けよう

第3章 命短し恋せよシニア……79
性ホルモンの分泌量低下を防ぐ
「恋愛感情」が体も脳も元気にさせる
「おしゃれ」が若々しさにつながる
エロスの力
「肉食」のススメ
「偏食」も「粗食」もシニア世代には自殺行為
スクワットで男性ホルモンを増やす
ホルモンは外からも補充できる

第4章 前頭葉を刺激する頭を使い続けるヒント……111
ルーティンワークをやめよう
「1日1発見」を日課にする
「あれもこれも」やってみる
「知識」よりも「経験」
インプットよりアウトプット

シニアこそＳＮＳを積極的に活用しよう
人との会話は最高の「脳トレ」
年を取れば取るほど、一流のものを
「予測できないこと」を楽しむ

第５章 ◉ 高齢期をよりよく生きるために……………… 135

がんの治療はどこまでするか
「笑い」で、脳も免疫力も元気をキープ
動脈硬化予防とがん予防は真逆である
「ちょい太」が最高
高齢になれば誰でも動脈硬化が起こっている
「糖質オフ」は脳の老化を早めかねない
「足し算の医療」
健康は自分の体に訊く
数年後、数十年後の医学や技術の進歩に期待しよう

第6章 ● 幸せな老いは必ず迎えられる…………167

現役時代の価値観なんてさっさと手放そう
過去の実績や金に執着しない！
自分の幸せの尺度を信じよう
老後は「我慢解禁」のとき
楽しいことはきっと見つかる
受け入れたほうが楽なことは、世の中にたくさんある
老眼鏡や補聴器も気にしない
生涯現役を目指そう
「財産」は自分の人生で使い切れ！

第1章

認知症に脅《おび》える必要はない

「とんでもない不幸」という思い込み

「高齢になって一番怖い病気は何ですか？」という問いに、多くの人が「認知症」と答えるのではないでしょうか。

２０２１年に太陽生命保険が実施したアンケート調査（『認知症の予防に関する意識調査』）では、「あなたが最もなりたくない病気は何ですか（単一回答）」という質問をしています。結果は「認知症」がトップ（42・６％）で、次が「がん」（28・７％）。調査対象となった20代から70代のどの世代でも、この順番は変わっていません。

がんといえば、１９８１年以来ずっと日本人の死因の１位になっていますが、そのがんよりもなりたくないのが、認知症というわけです。

２０２１年に急性リンパ腫のために亡くなった人気脚本家の橋田壽賀子《はしだすがこ》さんが91歳だった２０１６年に『文藝春秋』誌に「認知症になったら私は安楽死で逝きたい」という主旨の寄稿をし、大反響を呼びました。翌年出版した橋田さんの著作『安楽死で死なせて下さい』（文春新書）も重版を重ねるなど多くの高齢者が橋田さんの意見に同調したようです。

それは多くの人が認知症に対して、次のようなイメージを持っているからだと思います。

「認知症になると自分では何もできなくなる」

「家族が介護で悲惨なことになる」

「徘徊《はいかい》やおかしな言動で周囲に迷惑をかける」

……等々です。

しかし、私がまずここでお伝えしたいのは、多くの人が抱いている認知症のイメージと、実際の認知症は違う、ということです。認知症はみなさんが思うほど怖いものでありません。「人生100年時代」といわれて久しいですが、別に全員が若返るわけではありません。医学の進歩が平均寿命の伸長に寄与しただけです。もちろん、臓器が若返り、長く健康を維持できればいいのでしょうが、脳の老化だけは止めることはできません。つまり、「人生100年時代」とは極端にいえば、医学の恩恵に与《あずか》らずに早死にするか、認知症になるか、二つにひとつの時代です。

認知症になることを、「とんでもない不幸」と思い込んでいる人は多いと思います。しかし、私にいわせれば、そんなことはありません。

高齢者専門の精神科医としてこれまで数多くの認知症の人たちを臨床の現場で診てきましたが、どれだけ症状が進もうと、幸福感を持って生きている方のほうが多く見られます。つらいこと、苦しいことから解き放たれて、幸せそうな笑顔を浮かべている患者さんの姿を見るにつけ、認知症になることは、決して不幸なことではないのだとつくづく感じています。

この章では、認知症に対する誤ったイメージをひとつずつ解きほぐしながら、実際の認知症とはどういうものかを明らかにし、正しい理解のもと、認知症にどう対処したらよいのかを私の臨床経験からお伝えしていきます。

不安や恐怖を取り除くには、まず「相手」をよく知ることが必要です。正しく理解し、きちんと向き合えば、認知症はそう恐ろしい病気ではないのです。

長生きすれば認知症になるのは当たり前

認知症にならないためにはどうすればいいか、予防法について関心のある方は多いでしょう。

しかし、私が不思議に思うのは、認知症に「ならないため」の方法については一生懸命に調べ、実践する人が大勢いる一方で、「なったとき」にどうするかを考えている人は驚くほど少ない、ということです。

残念ながら、現在の医療では、認知症を確実に防ぐ方法はありません。いくら予防を心がけても100%ならないという保証はないのです。

誰もが認知症になる可能性があり、しかも、年を取れば取るほど、その可能性は高くなっていきます。認知症診断のテストをすると70代前半の認知症の有病率は4%ほどですが、70代後半では約10%、80代に入ると約20%と倍々で増えていき、85歳では40%強と、ほぼ半数が認知症と診断されます。さらにいえば、90歳以上では60%以上、95歳ともなれば有病率はほぼ80%となり、もはや認知症であることが普通になります。

私がかつて勤務していた高齢者専門の総合病院・浴風会《よくふうかい》病院では、年間100例ほどの高齢者の脳の解剖を行っていますが、実際に解剖に当たった病理医によると、85歳を過ぎればほぼ全員にアルツハイマー型認知症の所見が見つかるといいます。

つまり、認知症はいわば老化現象のひとつであり、長生きをすれば認知症になるのは当たり前のことなのです。

もちろん予防も大切ですし、100%は防げないにしても、ある程度の効果が期待できる方法もわかってきています。そうしたことについても、後の章で紹介していきたいと思いますが、認知症に関しては、まず、「いつかはなるものだ」という前提で考えておいたほうがいいということです。「なりたくない」の一心で予防策ばかりに熱心になっていると、いざなったときに悲観し、「もうおしまいだ」と後ろ向きな考えになりがちです。

そうやって人とも交わらず閉じこもってしまうことが、認知症にとってもっともよくないということも覚えておいてください。2020年から始まったコロナ禍で外出自粛を余儀なくされた高齢者が、運動不足、コミュニケーション不足などにより、認知症の進行を促進させてしまったという報告もありました。それよりも、認知症になったときに、よりよく、より楽しく過ごすためにはどうしたらいいかを知り、準備をしておくこと。それが、発症した際に進行を遅らせることにもつながっていきます。このことについては後述します。

認知症になると「何もできなくなる」は本当か？

認知症に対する誤解のひとつに「認知症になると、それまでできていたことが何もできなくなる」というものがあります。実際は、そんなことはありません。

認知症はゆっくりと進行していく病気です。急激に何もわからなくなったり、何もできなくなったりするわけではないのです。中には2～3年で症状が進むケースもありますが、たいていは、10年、20年といった長いスパンをかけて進行していきます。

初期のころなら記憶力が低下する程度で、たいていの人はそれまで通りの生活を続けることができます。たとえば、アメリカのレーガン元大統領と、イギリスのサッチャー元首相の二人は、退任後数年から十数年経《た》ってからアルツハイマー型認知症を発症したことを公表していますが、発表したときにはまともに会話が通じなかったことから、この病気の進行速度などから考えると、在任中から軽度の症状はあったはずです。それでも、二人は経済面や外交面等で、その後の自国や世界に大きな影響を与えるような仕事をしていました。乱暴ないい方をすれば、軽度の認知症ならば、大統領や首相という重責さえつとまるのです。

私の身近に目を向けても、認知症になってもベテランとして農業や漁業を続けている人もいれば、プロの画家として絵を描き続けている人もいます。最近では、認知症の方たちがユーチューブなどで自ら発信する場も増えています。地域でも施設でも、自分がいる場所で何かしら楽しめることを見つけ、積極的に活動している人。みんなの役に立ちたいと、自分のできる仕事をこつこつとやり続けている人。趣味の楽器を演奏し、人前でも披露して充実した時間を過ごしている人。どの人たちも、生きがいを持って、いきいきと人生を楽しんでいるのがわかります。それを見るだけでも、みなさんが思っている認知症のイメージがガラッと変わるのではないかと思います。「認知症になったらもうおしまい」などということは決してないのです。

病状が進行すれば、今までできていたことができなくなるという側面はたしかにあります。しかし、それは「それまでのようにはできなくなる」だけで、何もできなくなるわけではないのです。

家族の顔も名前もわからなくなるとか、トイレにも自分で行けなくなるといった状態になるのは、認知症がかなり重度になってからです。

軽度や中等度の段階では、それなりに介助や介護は必要になるにせよ、適切なサポートのもとで、ある程度、自立した生活を送ることが可能です。先に述べたように、認知症の進行はゆっくりですから、そうした生活を維持したまま天寿を全うする人も少なくないのです。

長年培ってきた能力は発症後も保たれる

医療機関で認知症かどうかを診断する際に用いられる「長谷川式認知症スケール」というテストがあります。「3つの言葉を覚える」「100から7を順番に引いていく」など9項目からなるテストです。

その開発者であり、認知症医療の第一人者としても知られる精神科医の長谷川和夫《はせがわかずお》さんは、2017年、88歳のときにご自身が認知症であることを公表しました。

以来、自分自身を通して、認知症とは何かを知ってほしいと、精力的に講演活動を続け、さまざまな場所で自らの経験や思いを語ってきました。ご自身が認知症になってからのことを綴《つづ》った書籍も複数出版しています。「この世に生きているうちは、社会や人様のお役に立てることは進んでやりたい」とおっしゃっていた言葉通り、認知症を正しく理解してもらうための発信を続け、２０２１年11月に老衰で天寿を全うされました。

こうした長谷川さんの活動を拝見するにつけ、認知症になっても、「何もできなくなる」どころか、社会の役に立ち続けることもできるのだと、改めて勇気づけられます。

一方で、「認知症になった人が、講演をしたり、本を出したり、そんなことができるの？」と疑問に思われる方もいるかもしれません。

これも認知症をめぐる誤解のひとつなのですが、認知症になると、理解力や知能までが一気に衰えてしまうと思っている方が、まだまだ少なくありません。

長谷川さんはインタビューなどでも理路整然とお話しされていましたし、著書は示唆に富んだ言葉にあふれています。認知症になったからといって、知的な活動ができなくなるわけではないのです。

認知症になっても、それまで培ってきた能力は保たれます。とくに、「専門分野のこと」や「得意なこと」は、かなり後まで能力が残ります。たとえば、数字に強かった人であれば、認知症を発症しても計算問題は難なく解けます。英語で仕事をしていた人は、何らかの形で英語に触れることをやめなければ、変わらず英語が使えたりするのです。

認知症は軽度の段階であれば、これまで通りの活動を続けることは決して不可能ではありません。

漫画家でタレントの蛭子能収《えびすよしかず》さんも認知症であることを公表して、仕事を続けています。「仕事をしてお金を稼ぎたい」というのが蛭子さんの一貫した思いのようで、周囲のサポートやマネージャーとの二人三脚で、週に2本の雑誌連載のほか、認知症のことを綴った本の出版や、インタビュー取材なども精力的に受けられています。

本人が残念に思っているのは、テレビの仕事がなくなってしまったこと。インタビューでは、認知症という診断を受ける前と受けた後で、自分自身は何かが変わったわけではないということを、折に触れて語っています。これもテレビ局のスタッフの無知によるものでしょう。

徘徊や妄想は誰にでも起こるわけではない

認知症に対する不安要素として、「徘徊」や「妄想」「暴力・暴言」「不潔行為」といった行動異常を恐れている人もいます。

自分がそうなることも嫌だし、何より家族に迷惑をかけるのがつらいというのです。

たしかに、認知症の患者さんの中には、徘徊や妄想といった症状が出る人もいます。

徘徊が始まれば、迷子になったり事故に遭ったりしないよう周囲のケアが必要になりますし、大事なものが見つからずに盗まれたと思い込む「物盗《もの と》られ妄想」が生じれば、親身に世話をしている家族を疑って非難するといったようなことも起こり得ます。

ただ、こうした症状が出るのは、実は認知症の人の1割程度に過ぎません。全員に出るわけではないのです。

ドラマなどで認知症が描かれる場合、必ずといっていいほど登場するのが「徘徊」のシーンです。そのせいか、認知症といえば徘徊というイメージがすっかり定着してしまっていますが、この点に関しても、思い込みを排して現実を冷静に見る必要があります。

現在、日本には認知症患者が約５００万人いるといわれています。つまり国民の約20人に1人は認知症というわけです。この割合から考えると、もし認知症患者全員に徘徊が起こるとすれば、町にもっと徘徊する認知症患者があふれているはずです。

では、実際はどうでしょう？　日々の生活の中でそれほど頻繁には徘徊する人を見かけたりはしないでしょう。つまり、徘徊の症状が伴う認知症患者は、実際にはそれほど存在していない、ということなのです。

周囲の理解が症状を緩和させる

そもそも認知症とは、脳内の神経細胞に病的な変化が生じることで、脳の機能が低下し、それに伴い日常生活にさまざまな支障をきたす状態です。現在の医学では、変化のスピードを遅らせることはできても、進行自体を止めることはできず、一度発症すると回復の見込みのない、不治の病とされています。

症状は、大きく中核症状と行動・心理症状（ＢＰＳＤ）に分けられます。

中核症状とは、脳内の病的な変化を直接の原因として起こるもので、認知症では必ず見

られる症状です。主なものに、

・記憶障害（覚えられない・思い出せない）
・見当識障害（時間・場所・人がわからなくなる）
・判断力障害（物事を「考え、計画し、実行する」がうまくできなくなる）

などがあります。

一方、行動・心理症状とは、中核症状に伴って引き起こされる症状です。たとえば、徘徊、不眠、不潔行為、幻覚・妄想、暴力行為、異食（本来、食物と見なされないものを食べること）などがあります。

これらは、多くの人たちが、認知症のネガティブな要素として捉えている事柄でしょう。しかし、先ほども述べたように、行動・心理症状は認知症の発症に伴って必ず起こる、というものではありません。

また、こうした症状が起こったとしても、その程度や頻度は個人差が大きく、そこには患者さんを取り巻く環境が大きく影響するといわれています。簡単にいってしまえば、周囲の適切な対応があれば、起こりにくくなるということです。

実際に、私自身、数多くの認知症患者さんたちを診てきて、患者さんの機嫌がいいときには、こうした症状は起こりにくくなるという印象を持っています。一方で、周囲の人たちからの否定的な言動や態度などが多い環境では、こうした症状が生じやすくなるようです。

その意味で、周囲の人たちの理解や適切な対応によって症状の改善が期待できるともいえます。また、薬物治療でも、これらの症状をかなり緩和させることができます。

認知症の問題には、自分がなったらどうしようという不安とともに、家族や配偶者がなった場合の介護の不安もあるでしょう。50代、60代の方なら、親の認知症も現実的な課題です。そうした介護する側の観点からも、認知症を正しく知っておくことは、精神的な負担の軽減につながるはずです。

ワンパターンで受動的な生活から脱却する

ここで、健康寿命について述べてみたいと思います。ご存じのように日本人の平均寿命は延び続けて、世界一の長寿国となっています。2022年3月に厚生労働省が発表した「第23回生命表（完全生命表）」によれば、65歳まで生きた人の平均余命は男性が19・97年＝84・97歳、女性は24・88年＝89・88歳となっています。65歳でリタイアするとしても男性で20年、女性で25年の人生があるというわけです。

一方、2019年の厚生労働省の調査によると、健康寿命（他の人の力を借りないで自分らしく生きていける年齢）は男性72・68歳、女性75・38歳となっており、おおよそ男性で12年、女性で14年は誰かの手を借りて生きなければならないという計算になります。

この健康寿命を伸ばすことができればQOL（クオリティー・オブ・ライフ＝生活の質）を充実させることにつながります。詳細は4章で述べますが、健康寿命を延ばす上で欠かせないのが、脳を使うことです。

特に前頭葉です。前頭葉を意識して使うことによってボケの発症を遅らせることができます。前頭葉の老化は一般的に40代から始まります。前頭葉が老化すると新しいものやコトに興味が薄れます。年齢を重ねるに従って、新しいお店を開拓するのが面倒くさくなり、行きつけのお店ばかりに通い、同じようなメニューばかり食べるようになったりするのがいい例です。

もちろん、日常生活を送るだけなら問題ありません。しかし、ワンパターンを繰り返していくことは前頭葉の活性化にはつながりません。よく高齢者施設で「ボケ防止」対策として麻雀を取り入れたりしているところがありますが、理にかなっています。４人一組でさまざまな会話をしながら、相手の手の内を読み、勝とうと頭を使います。しかもまったく同じ局面は起こりません。毎回、環境が変わります。常に新しい場面に出くわして、新たな手を考える。これは前頭葉を鍛えることにつながります。

楽器演奏にしても同様です。たとえば、ピアノにしてもギターにしても両手両指を駆使しなければ、きれいな音色を奏でることはできません。両指に全神経を傾けて、徐々にうまい演奏ができるように努力するだけで、前頭葉は刺激されていき、ボケは遠ざかっていきます。

逆に暇だからといって、テレビばかり観て、情報を受動的に受け取るだけでは前頭葉は活性化されません。世間の動向に疎くならないためニュースを見て知識を得ているから大丈夫だ、などという方もいるかもしれません。もちろん、一理あります。しかし、情報を受動的に受け取っているだけでは効果はありません。コロナしかり、ウクライナ情勢しかり、流れてくる情報を鵜呑《うの》みにして思考停止状態に陥るのではなく、まったく別の角度や視点から物事を考えていく。その習慣が認知症を遠ざけていくのです。

頭と体を使い続ける認知症予防

前述したように、認知症を完全に予防する方法はありません。ただ、「いくつになっても頭と体を使い続ける」という生活スタイルを実践している人は、認知症になりにくいという傾向はあるようです。

脳の画像を見ると、同じ部分で同じくらい萎縮が進んでいても、早くに認知症の症状が出る人もいれば、症状がほとんど出ない人もいます。

この違いは何だろうと両者の比較を続けるうちに、それまでの生活ならびに現在も「頭を使う生活をしている」か否かの違いなのではないかと思うようになりました。

頭を使う生活をしている人のほうが、たとえ脳の萎縮が進み始めても、表に現れる認知症の症状はゆっくりと進行し、「できること」（残存機能）もかなり残っている可能性が高くなります。

ちなみに、なぜ頭を使う生活をしている人は、認知症の症状があまり出てこないのかの理由について、私自身は、脳全体をうまく使うことで、萎縮部分の機能を補っているのではないかと推測しています。

真偽はともかく、私たちが日ごろ使っている脳の部分は全体の10％くらいだとよくいわれます。だとすると、残りの90％は使われずじまいなわけです。認知症になっても、脳を使う生活を続けていれば、低下している部分を補うべく、これまで使われていなかった90％の部分もだんだんと使われていくようになるのかもしれません。

したがって、認知症を発症してからも、頭と体を使い続ける生活を実践することは、進行を遅らせるために必須です。

「頭と体を使い続ける」というのは、認知症に限らずあらゆる老化に対抗する手段といえます。具体的に何をしたらいいのかは、3章、4章でも紹介していくので、そちらも参考にしてみてください。

「人と会わない」「出かけない」が認知症を加速させる

頭を使う生活とは、何も研究をしたり学問をしたりといったことに限りません。何より効果的なのは、人と会って話をすること、人とコミュニケーションを取ることです。

人と会うこと自体、喜びや高揚感などさまざまな感情をもたらし、脳の中でも最初に老化が始まるとされる前頭葉を刺激します。

さらに会話をするときには、何をどう話すかを考えて相手に伝え、返ってきた相手の話を理解して、それにまた答えを返すといったように、頭がフル回転しています。まさに強力な脳のトレーニングになっているのです。

俳人の金子兜太《かねことうた》さんも認知症を患っていたおひとりですが、2018年に98歳で亡くなる直前まで、新聞の投稿俳句の選者をつとめるなど、精力的な活動を続けていらっしゃいました。俳句誌を主宰し、句会を開き、年の離れた若い同人の方たちとも活発な議論をしていたようです。

年齢からいっても脳の衰えは必然のところ、金子さんが認知症の発症後も俳壇を牽引《けんいん》する活躍を続けてこられた理由は、俳句を通して若い人たちともコミュニケーションを取り、頭を使い続けていたことで、培った能力が衰えずに保たれたからではないかと思います。

逆にいえば、無気力・無感動で、刺激の少ない、人とのコミュニケーションを避けるような生活は、脳にとって好ましくないということです。

認知症をネガティブに捉えていると、いざ自分がなったときに、人目を避けて引きこもってしまったり、まわりの迷惑になるからと外出をためらったりしがちになります。その結果、「出かけない」「人と会わない」「話さない」という生活になり、認知症の進行を加速させてしまうことにもなるのです。

できなくなったことは諦めて、できることはやり続ける

もうひとつ、意識していただきたいのが、「できること」をやり続ける、ということです。

認知症というのは、簡単にいえば、「『できないこと』が増え、『できること』が限られ

てくる」状態です。

「できなくなること」の筆頭は、新しいことが覚えられなくなることです。

記憶というのは、「記銘（インプット）」→「保持」→「想起（アウトプット）」の3段階に分解できますが、アルツハイマー型認知症で初期から障害が起きるのは「記銘（インプット）」の部分です。つまり、情報が入ってきても脳にインプットできなくなるのです。症状が進んでいくと、「出来事」そのものが記憶に残らなくなり、たとえば、会話をした記憶が残らず何度も同じことを聞いたり、食事をしても「食べさせてもらっていない」と訴えたり、といったことが起こってきます。

本人にとっては、出来事そのものが「存在していない」ため、自分が「覚えていない」という自覚もありません。

ちなみに、中高年以降で起こってくる「物忘れ」の多くは、加齢により「想起（アウトプット）」の部分が鈍くなってきている状態です。つまり、脳には保持されているにもかかわらず、それを必要なときに引っ張り出しにくくなる、ということです。

物忘れの場合、認知症とは異なり、自分が「思い出せない」という自覚はあります。だからこそ、「最近、物忘れがひどい……」と意識し、落ち込んだりするわけです。

認知症に話を戻すと、認知症では新しいことを覚えられなくなるため、「何か新しいことを始める」のは難しくなります。

一方で、これまでしてきたことは「できること」として残ります。アルツハイマー型認知症の場合、一般的に、軽度のうちは「できること」がかなり残っています。

私が認知症の患者さんやそのご家族に伝えるようにしているのは、「『できなくなったこと』は素直に諦めて、『できること』をやり続けてください」ということです。

「できること」として残るのは、これまで十分に経験し慣れ親しんだことであり、好きなことだったり、得意なことだったりします。したがって、多くの場合、やっていて楽しいと思います。たとえばそれは、料理だったり、趣味の模型作りだったり、庭木の世話だったりするかもしれません。それらを、日々の生活の中でやり続ける。そうやって「できる」状態を維持するのです。

私の患者さんに、もともとパソコンでの囲碁を趣味にしていた人がいるのですが、その方は認知症と診断されて6~7年たった今も、日々の楽しみとしてパソコン囲碁を続けています。

もちろん、認知症の症状が進行していくにつれて、「できること」のスキルも衰えていき、ひとつ、またひとつと「できること」ができなくなっていく可能性はあります。

それは認知症という病気の性質上、仕方のないことです。ただ、続けていれば、減っていくスピードを遅らせることはできます。大切なことは、日々、続けることで「できること」を減らしていかないことです。

7時間睡眠で認知症を防ぐ

睡眠は、脳の老廃物を除去する働きと記憶の定着という2つの大きな役割を担っています。そして、アルツハイマー型認知症とは、脳内にアミノ酸からなる「アミロイドβ《ベータ》たんぱく質」などの老廃物が溜まり、神経細胞が死滅していくとされるものです。つまり、これら老廃物を除去することが認知症予防に必要なわけですが、その大きな役割を担っているのが睡眠なのです。

睡眠時間は年齢とともに少なくなっていくのが当たり前で、65歳以上であれば、6時間も眠れれば十分などとされています。ですが、米国ジョンズ・ホプキンス大学の調査では睡眠時間6時間以下のグループがアミロイドβの沈着がもっとも多く、7時間以上のグループがもっとも少なかったという結果が出ています。

高齢者の場合、睡眠時間が少なすぎると認知機能が低下していくのです。逆に睡眠時間が9時間超など長すぎても認知機能に異常をきたすことから、「7～8時間の睡眠」がもっとも「海馬《かいば》」を刺激して、認知症を遠ざける睡眠時間といっていいかもしれません。

アルツハイマー型認知症では、比較的初期から海馬とその周囲の萎縮が始まります。海馬はご存じのように記憶をつかさどる脳の中枢です。昨晩は何を食べた、誰と会った、何をした、などの記憶がだんだんとあやふやになるのが認知症の初期段階ですが、それを少しでも遅らせるためにも7時間睡眠を心がけたいものです。

認知症が進めばストレスから解放される

認知症に伴うさまざまな症状を聞くにつけ、「自分がそうなったら嫌だな……」という意識を持つ人もいるでしょう。

たとえば、見聞きし、体験したそばからその出来事を忘れてしまうのは、非常に不安なことです。覚えていない自分に、まわりの人が「あれ？」という顔をするのも、いたたまれない気持ちになりそうです。

また、症状が進んだときに、徘徊や妄想、不潔行為といった行動・心理症状（BPSD）が出てしまったらと、不安を感じている方もいらっしゃるかもしれません。

ただ、認知症の患者さん本人からしてみると、症状が進むほど、「自分がおかしなことをしている」という意識はなくなっていきます。というのも、認知症という病気では、症状の進行に伴って「自分の世界」こそが正しいと思えるようになっていくからです。

たとえば、重度になってくると、自宅にいても、「ここは私の家ではないから、帰ります」といったことをいい出すことがあります。そういうとき、まわりがいくら「いいえ。ここはあなたの家ですよ」といったところで、患者さんは頑として認めません。それどころか「この人たちは、何をおかしなことをいっているんだろう」くらいに思っています。それくらい「自分の世界」が正しいと信じ込んでいるのです。

そのほか、認知症が進んでいくと、相手と会話がかみ合っていなくてもお互いに気にせずに話し続けるということも起こります。これは「偽会話《ぎかいわ》」と呼ばれる症状ですが、患者さん本人は「おかしい」と思っていません。

鏡に映った自分を「親」や「親しい友人」と勘違いして会話する「鏡現象《かがみげんしょう》」という症状もあります。これも患者さんにとっては、向こう側に親や友人がいるのは「真実」であり、その人たちと会話をするのは決しておかしいことではないのです。

こうした、まわりから見れば「おかしい」と思える認知症患者さんたちの行動は、患者さん本人からすれば「真実」であり、自分が間違ったことをいっているとも、おかしなことをしているとも思っていないわけです。そうした傾向は、症状の進行につれて強くなっていきます。

その意味で、重度になるに従って、患者さんにとって「認知症である」ことはあまりストレスではなくなっていくように感じます。

むしろ、ストレスを感じるのは軽度のうちで、これまでできたことができなくなっていく自分に落ち込んだり、記憶にないところで何かおかしなことをしているのではないかという不安にさいなまれたりしがちです。実際、軽度の段階でうつ病を併発する人が2割くらいいるというデータもあります。

一方、症状がある程度進んでくると、今、自分が理解している世界が正しい「真実」になってきますから、多くの患者さんはそうしたストレスも緩和されていくわけです。

実際、臨床の現場で認知症患者さんたちを数多く診てきて、そのことは強く感じます。介護施設等に伺うと、重度の認知症患者さんほど、みなさんニコニコしています。

そうした認知症患者さんたちを見ていて感じるのは、認知症になると、あれこれ余計な思いに邪魔されることなく、純粋に「自分の世界」の中だけで生きていけるようになるのではないか、ということです。

これが不幸なことかというと、私にはそうは思えません。むしろ、幸せなことなのではないかと感じています。

もちろん、認知症患者さんが、そうした「自分の世界」の生活を楽しめるかどうかは、ケアする人たちの関わり方も大きく影響します。たとえば、患者さんの言葉や行動などに対して否定的に接していれば、患者さんたちは反発したり、抵抗したりします。その結果、行動・心理症状を誘発してしまうこともあります。

認知症患者さんとの関わり方としては、相手のいっていることを否定せず、話を合わせてあげるのが基本となっています。そうやって安心させてあげることで、患者さんたちのニコニコした笑顔が引き出されやすくなります。また、行動・心理症状も減っていきやすくなるようです。

感じなくなるからこその「幸せ」もある

認知症になると、いろいろなことがわからなくなっていくだけなく、いろいろなことを感じにくくもなります。

そのひとつが、体の「痛み」です。

高齢者に起こりやすい骨折に、股関節近くにある大腿骨頸部《だいたいこつけいぶ》の骨折があります。ちょっとした転倒でも骨折に至ってしまうことがよくあるのですが、中等度以上に症状の進んだ認知症患者さんの場合、大腿骨頸部骨折をしていても痛みを訴えることなく平気で歩いていたりすることがあります。これは、脳の機能低下により痛みの感覚が鈍くなっているからと考えられます。

感覚の鈍化は、痛覚だけでなく、温度感覚（冷覚、温覚）でも起こります。そのため、真冬の寒さも、真夏の暑さも感じにくくなります。

もちろん、痛みにしても、暑さ寒さにしても、本人が不快を感じていないからといってそのままにしてしまえば、命の危機に陥ってしまいますから、ケアする側はしっかり見ていてあげる必要があります。

ほかにも、気持ちの部分で「感じにくくなる」ということもあります。かつてのその人なら、「嫌だな」とか「腹が立つ」と感じたであろうことでも、認知症が進むとそうした感情もだんだんと湧かなくなっていくようなのです。

とくに重度になるとその傾向は強くなるようで、先述した通り、重度の患者さんほど「いつもニコニコしている」人が多くなります。

これには個人差があり、また、どの感覚も一様に鈍くなるというわけではありませんが、認知症患者さんの全体的な傾向として、いろいろなことが感じにくくなるのは事実です。

そして、このことは、認知症のポジティブな面といえるのではないかと、私は思っています。

老いるに従い、物忘れがひどくなったり、体力がなくなったり、痛いところが増えたり、見た目にも若々しさがなくなったり、大事な人たちとの永遠の別れが増えたり、迫りくる「死」に恐怖を感じたり……と、つらいことが増えていきます。

ですが、認知症の症状が進行していくにつれて、さまざまなことが感じにくくなるというのは、見方を変えれば、そうした老いの「つらさ」も感じにくくしてくれるということです。

その意味で、認知症という病気は、老いにまつわる不安のすべてを解決してくれる最終手段といえなくもないのでは、と感じることがしばしばあります。

「認知症は神様がくれたプレゼントだ」という人もいますが、本当にその通りだというのが、長年、認知症患者さんと関わってきた私自身の実感です。

認知症についてはネガティブな部分にばかり目がいきがちですが、人生の福音ともいうべきポジティブな側面があると私は考えています。

「迷惑はかけて当たり前」と思おう

日本人の傾向として、「人に迷惑をかけてはいけない」と、強く思い込んでいるところがあります。

内閣府が2019年に行った「認知症に関する世論調査」では、認知症になったとしたら、どのようなことに不安を感じるかという問いに、「家族に身体的・精神的負担をかけるのではないか」と答えた人が73・5%ともっとも多く、次いで「家族以外の周りの人に迷惑をかけてしまうのではないか」が61・9%と、他者への迷惑が上位を占めました。

しかし、人に迷惑をかけることは本当に「悪いこと」なのでしょうか。

考えてみてください。私たちはオギャーと生まれてから、まわりの大人たちにたくさんの迷惑をかけながら育ってきましたよね。大人になってからも家庭や職場、友人関係などで、「迷惑をかけてはいけない」と思いつつも、知らず知らずのうちに、まわりの人たちにいろいろな迷惑をかけてきたはずです。

そして、その一方で、まわりからもあれやこれやと迷惑をかけられてきたと思います。

他人に振り回されたり、わが子のために奔走したり、学校や職場で部下や後輩の世話を焼いたり。私たちの人生において、迷惑をかけたり、かけられたりは、「お互い様」ではありませんか。人間社会というのは持ちつ持たれつです。お互い助け合っていかないと、生きていけません。

老いていく中で、私たちには「できないこと」が増えていくのは事実です。人間完璧な人などいません。現役時代でもできないことは他人に任せたほうが効率的です。だから、そんなときは人の手をどんどん借りてもいいと私は思っています。そのほうが、ずっと生きやすくなります。

それに、あなたが「手を貸して」とお願いすることは、手を貸す側の人に喜びを与えることもあるはずです。たとえば、人から必要とされたり、頼られたりすると、何となく気持ちに張り合いが出る、ということはないでしょうか。人は、誰かから必要としてもらえると、自分の存在が肯定されている気持ちになりやすいものです。

ということは、あなたが頼ることが、相手のエネルギーになることもあり得るのです。

「人に迷惑をかけてはいけない」は、結局のところ、自分が勝手に決めている過度なルールに過ぎないのではないでしょうか。

人に迷惑をかけまいと意固地になるよりも、素直に助けの手を借りて「ありがとう」と感謝の気持ちを伝えたほうが、双方ともに気持ちよく回っていくこともあるものです。

〔コラム〕 知っておきたい認知症の基礎知識

認知症には主に4つのタイプがある

認知症というと、アルツハイマー型認知症を思い浮かべる人が多いかもしれませんが、実はそれだけではありません。脳の病的な変化の原因となる疾患の違いで、さまざまなタイプがあります。代表的なものとして、アルツハイマー型認知症、レビー小体型認知症、前頭側頭型認知症、脳血管性認知症の4つがあります。

●アルツハイマー型認知症

アルツハイマー型認知症は、認知症の中でもっとも発症頻度が高く、全体の7割近くを占めています。原因として、現在のところ有力なのが、脳にアミロイドβという特殊なたんぱく質が蓄積することで脳の病的な萎縮が進んでいく、という説です。

アルツハイマー型認知症での脳の萎縮は、新しい記憶を貯蔵するのに重要な「海馬」という場所から進み始めるため、このタイプの認知症では、「新しいことが覚えられない」などの記憶障害から始まるのが一般的です。

●レビー小体型認知症

レビー小体型認知症とは、レビー小体という特殊なたんぱく質が脳に蓄積していくことが原因とされています。発症の割合としては、認知症全体の10％程度とされています。

このタイプの症状の大きな特徴として挙げられるのが「幻視」です。「見える」ものとしては、子どもや虫、小動物などが多いようです。また、運動症状として、いわゆる「パーキンソニズム」（パーキンソン病の患者さんに見られる症状）といって、筋肉が硬直したり、動きが乏しくなったり、歩行が小刻みで転びやすくなったりといったことが起こります。

●前頭側頭型認知症

前頭側頭型認知症とは、脳の前頭葉と側頭葉で病的な萎縮が進んでいくタイプです。発症の割合は全体の1～5％程度といわれています。このタイプは、理性をつかさどる前頭葉での萎縮が進むため、人格変化や異常な行動が顕著になります。たとえば、万引きや痴漢、交通違反などを繰り返したり、興味がなくなると話の途中でも立ち去ったり、同じ場所をふらふらしたり、などです。多くは初老期に発症します。

●脳血管性認知症

最後の脳血管性認知症ですが、これはこれまでの3つのタイプと異なり、脳の病的な変化によるものではなく、脳梗塞や脳出血などで脳の血管周辺がダメージを受けて起こります。発症の割合は全体の20％程度です。ただし、アルツハイマー型認知症と併発しているケースも多く、純粋な脳血管性認知症はかなり少ないと考えられるようになっています。ダメージを受けた部分での機能が主に低下する「まだら」状態が主な特徴で、記憶障害は比較的軽いのが一般的です。

軽度から中等度、重度へ、ゆっくり進行

症状の進行については、どのタイプでも基本的には、大きく「軽度（初期）」「中等度（中期）」「重度（末期）」の3段階に分けられます。

それぞれの段階での症状の特徴ですが、たとえば、代表的な認知症であるアルツハイマー型認知症の場合は、次からのように進行していきます。

●軽度（初期）

この段階では知能低下はそれほど深刻ではありません。症状としては、新しいことがだんだんと覚えられなくなっていきます。一方で、「できること」はかなり残っていて、自立的な生活がまだ可能です。そのまま仕事を続けられるケースもあります。会社組織に属して働くのは難しくなるかもしれませんが、自営業や

農業、漁業、芸術家の方などは、そのまま仕事を続けることも珍しくありません。

●中等度（中期）

見当識障害が明確になってきて、最初は「時間」、次に「場所」についての感覚が不確かになっていきます。また、新しいことだけでなく、古い記憶も思い出しづらくなっていきます。知能の低下もだいぶ進行し、人によっては行動・心理症状として徘徊なども見られるようになります。

介護や介助が必要となってきますが、適切なサポートがあれば、多くの場合、ある程度自立した日常生活を送ることは可能です。

●重度（末期）

この段階になると、人の見当識障害も生じてきて、家族でさえもわからなくなっていきます。記憶はほとんど失った状態となり、知能低下も著しく、会話も成り立たなくなります。尿便失禁や歩行障害等も生じ、さらに進行すると寝たきりになります。

こうした症状が、だいたい10年とか20年かけてゆっくりと進行していきます。ただ、合併している病気や体質などさまざまな要素が絡むため、もっと短期間で進行していくケースもあります。

認知症は脳そのものが病的に変化（変性といいます）していく病気のため、進行を止めることはできません。しかし、何らかの対処をしていけば、その進行を多少なりとも遅らせることは可能です。

方法としては、薬物治療のほかに、回想法や音楽療法といった非薬物的療法も、医療機関やリハビリテーション施設などで実施されています。

回想法とは会話を通じて、患者さんの過去の懐かしい記憶を呼び覚ます方法で、これを続けることで患者さんの認知機能がわずかではありますが改善することがわかっています。

第2章

「老人性うつ病」だけには気をつけろ

人生を全否定してしまう危険な病

認知症に対する過剰な恐れの一方で、多くの人の意識から漏れてしまいがちな、しかし、老後に向けてしっかり対策を講じておいたほうがよい病気があります。

「老人性うつ病」です。

認知症を恐れている人はたくさんいますが、精神科医として数多くの高齢者を診てきた私からすると、認知症になるよりも、老人性うつ病になるほうがよほどつらいだろうと感じます。

それは、うつ病の最大の特徴として、いろいろなことを悲観的に考えてしまうということがあるからです。

たとえば、うつ病の場合、疲れやすい、気力が湧かない、物忘れがひどい、眠れない、食欲が湧かないといった症状が現れますが、それらも悲観的に捉えがちです。

物忘れがひどくなっていけば「認知症ではないか」と強い不安を覚え、気力が湧かない自分に「私は何てダメな人間なんだ」と絶望し、周囲の人が心配してくれれば「迷惑をかけて申し訳ない」と思うばかりか「自分はいなくなったほうがいいんだ」とまで思い詰めてしまう……そういう具合にすべてを悪いほうへ悪いほうへと考えていってしまいます。

その結果、うつ症状はさらに深刻化していき、それに伴い体も心もますます深刻な状態になっていきます。

長年頑張って生きてきて、幸せであるべき老後に、喜びも希望も感じられず、自分には価値がないとか、自分などいないほうがいいといった、これまでの人生を全否定するような気持ちに陥ってしまうとしたら、こんなにつらいことはないでしょう。

よく、うつ病は「心の風邪」といわれますが、軽く考えていい病ではありません。誰もが発症する可能性があり、こじらせると非常に危険な「万病のもと」であることが風邪と共通しています。

「暗いトンネル」

作家の森村誠一《もりむらせいいち》さんが著書『老いる意味』（中央公論新社）の中で、老人性うつ病を発症し、3年くらい苦しい日々を過ごしたことを記されています。頭の中から零《こぼ》れ落ちていく言葉をつなぎ止めるための凄《すさ》まじい格闘があり、体重は30キロ台にまで落ちて、文字通り生死の境をさまようという体験をされています。その日々のことを著書の中では「暗いトンネル」と表現されていました。

うつ病とはまさにそうした状態だと思います。認知症が病状の進行につれて多幸感が増す傾向にあるのに対して、うつ病はまったく逆なのです。

その出口の見えない真っ暗闇の中でもだえ苦しみ、「この先も、こんな苦しい状態が続くのは耐えられない」と、自ら命を絶つ人もいます。

欧米のデータですが、自殺した人の約7割がうつ病にかかっていたという推測もあります。日本でも、60代以上の自殺者において、6割以上が健康問題を動機としており、その中にはうつ病、もしくは何らかの疾患とうつ病とを併発していたケースも多いと考えられています。

日本の自殺者数は、一時期の3万人超からは大きく減ったものの、今でも年間2万人余りが自ら命を絶ち、その約4割を高齢者が占めています（2021年自殺者数2万1007人、うち60歳以上7860人／警察庁『自殺統計』）。

最悪の場合、死に至ってしまうという意味でも、うつ病は認知症とは比べものにならないくらい怖い病気だと、私は思います。十分に注意を払い、早期発見に努めるべきです。

うつ病患者の4割が60歳以上

うつ病というと、学校や会社、子育て等でストレスを抱えやすい現役世代がかかる病気だと思っている方も多いのではないでしょうか。しかし、実際はそうではありません。

厚生労働省の『患者調査』（2017年）によれば、うつ病患者数127万人のうち、60歳以上の患者は39・3％と、ほぼ4割を占めています。さらに、この数字は医療機関を受診した人の数であり、うつ病の人の医療機関への受診率が30％ほどであることを考えると、うつ病の高齢者は全国で150万〜160万人くらいいるのではないかと推定されます。

シニア以降になっても「うつ病」は私たちにとって身近に存在している病気であり、いつ誰が発症してもおかしくないのです。むしろ、シニア世代は、若い世代以上にうつ病になりやすい環境に置かれているといっても過言ではありません。

たとえば、親や配偶者、長年の友人など親しい人との死別、定年後の社会的な役割の喪失、健康への不安、忍び寄る死への恐怖など、高齢になると、これまで経験してこなかったようなつらい別れや喪失、環境の大きな変化に直面することが増えていきます。そうした中で心理的に追い詰められ、うつ病を発症するケースは少なくありません。

さらに、シニア以降の場合、こうした精神的なストレスだけでなく、「加齢」によって身心がうつ病になりやすい状態になっているということがあります。

どういうことかというと、たとえば、セロトニンの減少です。

セロトニンはうつ病の発症に大きく関わっている神経伝達物質で、減少すると「うつ」になりやすくなります。また、セロトニンが不足気味になると、意欲がなくなったり、不安感が高まったり、イライラしやすくなったりということが起こりがちです。

若い世代でのうつ病の場合は、精神的ストレスがセロトニン減少の最大の要因となります。一方、私たちの体は、年を取るに従い、セロトニンが分泌されにくくなっていきます。そのため、高齢になると、精神的ストレスだけでなく、老化現象のひとつとしてセロトニンの減少が起きてくるのです。一般的には、40代ごろから、セロトニンの分泌が減り始めます。

しかも、加齢による変化は性ホルモンの減少や感情の老化ももたらします。これらについては次章で詳しく述べますが、要するに、うつになりやすい状態に拍車がかかるわけです。

したがって、どんなことでも発症のきっかけになり得ます。

子どもが独立して、夫婦だけの生活になったことがきっかけでうつになる人もいます。けがをして外出をしなくなった、引っ越し先での近所付き合いがうまくいかない……はたから見れば些細《ささい》に思えることがきっかけの場合もあれば、オレオレ詐欺に引っかかったことでうつになってしまったという痛ましい例もあります。

早期に治療すれば完治する

老人性うつ病が厄介なのは、「本人にうつの自覚がない」というケースが多いことです。

シニア世代では、体の機能的な側面からもうつ病の発症リスクが高まっているため、具体的にストレスとなるような出来事がなくても発症することがあり得ます。

そうすると、体や心に現れるさまざまな不調に対して、それが「うつ病」によるものだと認識しづらくなります。

老人性うつ病では、頭痛やめまい、耳鳴り、吐き気、腹痛、体のしびれなどの身体症状も現れることが少なくありません。そのため、内科や外科を受診して、さまざまな検査を受けたあげく「異常なし」と判断され、加齢による不調で片づけられてしまうケースも少なくありません。

その結果、うつ病の適切な治療がされないまま、症状を長引かせることになったり、完治に時間がかかったりということが起こりやすくなるのです。

うつ病は、認知症と違って、治る見込みのある病気です。早期に発見できれば、その分、完治しやすくなります。また、治療も長引かずに済みます。できるだけ早期に発見し、すぐに治療を始めることが肝要です。

精神科はもっと身近になっていい

では、どうすればうつ病を早期に見つけられるでしょうか。

そこで自分でできる簡単な自己チェック法をご紹介します。

次の８つの項目のうち、今の自分に当てはまるものにチェックを入れてください。

□憂うつな気分が続く
□何をやっても楽しくない
□疲れやすい
□気力がない
□熟睡できない
□イライラが続く
□必要以上に自分を責める
□自分は「価値がない人間」だと思う

いかがでしょうか。これらの項目のうち２つ以上当てはまった人で、その状態が２週間以上続いている場合、うつ病、またはうつ病に近い状態になっている可能性があります。できるだけ早く精神科を受診してください。

と、こういっても、多くの人は「2つくらい当てはまっても、何てことはない」「わざわざ病院に行くまでもないだろう」と考えるのではないでしょうか。

日本人には、精神科に抵抗を感じる人がまだまだ多くいるようです。

体の不調なら、ちょっとしたことでも医者に診てもらって安心したいと思うのに、心の不調については「気の持ちよう」とでも思うのでしょうか、なかなか医者にかかろうとしません。

うつ病の人の医療機関への受診率が30％に過ぎないことがそれを物語っています。

しかし、前述したように、うつ病は死に至る病です。しかも、早期にきちんと治療を施すことが、大事に至らないための最善策です。ためらわずに受診してください。

老化によって神経伝達物質やホルモンの分泌が減少し、心に変調をきたしやすい状態になることを考えれば、シニアほどもっと精神科を身近に感じ、頼ってほしいと思うのです。

「急に現れた」かどうかが見極めのポイント

速やかに医療機関を受診しても、高齢世代の場合、「早期治療」になかなか至れないということが起こり得ます。

高齢世代のうつ病の場合、意欲の減退で着替えをしなくなるとか、集中力の低下、物忘れの増加といった認知症と似た症状が現れる傾向が強く、医療機関で「認知症」と誤診されてしまうケースがしばしばあるのです。

そして、厄介なことに、認知症とうつ病とでは治療方法が異なります。そのため、本当はうつ病なのに認知症の治療を続けられてしまえば、うつ病が悪化するばかりとなりかねません。場合によっては、そのまま本当に認知症につながっていってしまうケースもあります。

プロである医師がうつ病と認知症を見分けられないのかと驚く読者もいるかもしれませんが、臨床経験の少ない医師の場合、そうしたことが起こり得ます。

そうした事態に陥らないようにするためには、自分（あるいは家族）も認知症かうつ病かを見分けるすべを持っておくことです。医師でも見分けられないケースがあるのに、素人《しろうと》にそんなことができるのかと思うかもしれませんが、できます。非常にシンプルな見分け方があるのです。

それは、「あれ？」と思う症状に気がついたときに、それが「急に」現れたのか否かを振り返ってみる、という方法です。「急に」現れた場合は、うつ病を疑ったほうがいいでしょう。

たとえば、

・コーラスサークルに通うのが生きがいだったのに、急に行く気力が湧かなくなった。
・おしゃれが大好きだったのに、急におしゃれどころか着替えさえも面倒に感じるようになった。
・それなりに眠れていたのに、夜中に何度も目を覚ますことが急に多くなった。

こうした場合、認知症よりもうつ病である確率のほうが高いといえます。

実際、認知症の専門医はそこで見分けます。高齢者の臨床経験が豊富な医者の場合、うつ病、もしくは認知症が疑われる症状を聞いたときに、患者さんやその家族の人に「いつぐらいからですか？」と質問します。それが1カ月前とか2カ月前からという場合には、うつ病を疑います。そこで、まずはうつ病を改善する薬を処方し、それでよくなるかならないかで、「うつ病」か「認知症」かを判断するわけです。

ちなみに、認知症の場合、その進行は基本的にゆっくりです。たとえば、物忘れなどの症状も、数年前くらいから徐々に始まり、それがどんどん明確になっていく、という感じです。そのため、家族の人に「そうした症状はいつぐらいから始まりましたか？」と質問をすると、だいたい「2～3年前くらい」といった回答が多くなります。また、着替えをしなくなったとしても、物忘れと同時に始まることはまずありません。

気になる症状が「急に」現れたのか、それとも「ゆっくり」現れたのか。この見分け方をしっかり覚えておいてください。

予防に欠かせないたんぱく質

うつ病は発症したら「すぐ治療」が鉄則ですが、その前に、「発症しないための対策」も必要です。

前述したように、高齢になるとセロトニンが分泌されにくくなるため、うつ病になるリスクが高まります。そこで、日々の食生活や生活習慣を通して、セロトニンの分泌を活性化させていくことが肝要になります。セロトニンが十分に分泌されれば、うつ病の予防だけでなく、年齢とともに現れてくる意欲の低下を防ぐことにもなり、老化対策にもつながります。

ポイントとなるのは、大きく次の3つです。

・食事でたんぱく質（肉、魚、卵、牛乳、大豆など）をしっかり摂取する。
・太陽の光を浴びる。
・適度な運動を心がける。

食事ではたんぱく質の摂取が欠かせません。それは、たんぱく質を構成するアミノ酸のひとつ、トリプトファンが、セロトニンの原料だからです。

しかも、トリプトファンは、体内で必要量を合成できないため食物からの摂取が必要な必須アミノ酸です。つまり、日々の食事できちんとたんぱく質を摂っていかないと、トリプトファン不足となり、セロトニンが作れなくなってしまうのです。

たんぱく質を含む食材はいろいろありますが、私がお勧めしたいのは、何といっても肉です。炭水化物（糖質、食物繊維）やビタミンB6（まぐろ、レバー、鶏ささみ、ごま、のりなど）と一緒に摂ればば効果的です。

肉を食べることは、セロトニンと同様、年齢とともに減少していく男性ホルモン（テストステロン）を補うのにも役立ちます。第3章で詳述しますが、うつ病に限らず、老化全般に対抗し、若々しさを保つための秘訣は肉食にあり、といっても過言ではないのです。

朝の日光浴が心だけではなく、睡眠の質もアップさせる

ポイントの2つめは、太陽の光です。

太陽などからの光刺激を受けるとセロトニンの分泌が活性化することがわかっています。

たとえば、雨や曇りで薄暗い日は何となく気持ちがウツウツしがちですが、一方で、すっきりと晴れて青空が広がっている日は、それだけで気持ちが軽やかになりますよね。こうした晴れやかな気持ちになれるのは、太陽の光によってセロトニンの分泌量が増えている

ことも大きいといえます。

実際、「冬季うつ病」といって、冬の時期だけ、何となくだるい日が続いたり、気持ちが落ち込んだり、甘いものがやたらと食べたくなったりといった症状が現れることがあります。その大きな原因は、日照時間が短くなるなど、太陽の光を浴びる時間が減り、それに伴いセロトニンの分泌量が減少するからです。

太陽の光というのは、私たちの精神状態にそれくらい影響するわけです。

そこで、セロトニンの分泌量の減少が進むシニア世代こそ、意識して太陽の光を浴びたほうがいいのです。

お勧めは朝の太陽です。なぜ朝なのかというと、体内時計等を調節する役割を担う「メラトニン」というホルモンの分泌と関係しています。

メラトニンには、脈拍や体温、血圧などを下げる作用があり、その分泌量が増えると私たちの体は「睡眠モード」になります。つまり、私たちの睡眠にとって欠かせない物質なのです。そして、このメラトニンの材料となるのがセロトニンです。セロトニンが十分に分泌されれば、その分、メラトニンの量も増える、というわけです。

さらに面白い体の仕組みとして、メラトニンには、起床後、太陽の光を浴びてから14～16時間後に増え始めるという特徴があります。たとえば、朝の7時に起床したならば21時～23時ごろにはメラトニンが増加し、眠くなってくるわけです。

ということは、朝の太陽を浴びてセロトニンがたくさん分泌されれば、それが夜、たくさんのメラトニンの分泌につながり、スムーズに眠りにつくことができます。

睡眠不足は健康や若々しさを維持する上で大敵です。心身のさまざまな疾患の発症リスクを増大させますし、第1章で述べたように認知症のリスクも高めます。

さらに男性ホルモンや成長ホルモン（成人では筋肉や骨を強化する作用などを持つ）といった老化防止には欠かせないホルモンも、睡眠中に分泌が活発になることがわかっています。そのため、睡眠不足になると、おのずとその分泌量が減ってしまい、老化を進めてしまうことになります。ある研究では、ひと晩徹夜をすると、その後、数日は男性ホルモンの分泌が低下したままの状態になると報告されています。

このように、心身の老化防止には、十分な睡眠が欠かせません。ところが、人間は一般的に、年を取れば取るほど睡眠の質が落ちていくものです。なので、セロトニンを増やすという目的だけでなく、睡眠の質の低下のスピードを遅くしていくためにも、「朝」の時間に日光浴をする習慣が非常に重要なのです。

なお、朝の「日光浴」は、窓から差し込んでくる光だけでも効果があるといわれていますが、外に出て日光を浴びたほうが高い効果が期待できます。

日光浴の時間は15分〜30分くらいで十分でしょう。実はセロトニンには、「長く太陽の光を浴びすぎると、分泌量が減る」という性質がありますから、やりすぎれば逆効果です。健康維持全般にいえることですが、「ほどほど」が大事なのです。

リズム運動でセロトニンの分泌を活性化できる

3つめのポイントは、「適度な運動」です。

「運動」ならば何でもいいのか？　というと、そうではありません。セロトニンの分泌を活性化させるのは、体をリズミカルに動かす「リズム運動」です。たとえば、ウォーキングやサイクリング、水泳、ダンスなどの有酸素運動です。

運動は「適度」なものであることが肝心です。激しすぎる運動ではセロトニンは活性化しません。それどころか、激しい運動は活性酸素を大量に発生させます。

活性酸素とは、呼吸で取り込んだ酸素の一部が変化したもので、強い殺菌力によって体内に侵入してきたウイルスや細菌を撃退してくれるなど、私たちの体において重要な役割を担っています。ただ、体内で増えすぎると「厄介」な存在になります。その強い殺菌力で、今度は体内の細胞を攻撃し始めてしまうのです。その結果、がんや心疾患、脳血管疾患などの発症リスクを高めてしまいます。また、体そのものを酸化させて老化も進めていきます。

つまり、激しい運動ではセロトニンの分泌は活性化しないどころか、活性酸素を大量発生させてしまい、老化を進めてしまう結果になってしまうのです。

その意味で、リズム運動といっても、サイクリングでヘトヘトになるまで自転車を漕《こ》いだり、ダンスで息が上がるほど激しく踊ったりというのはやめたほうがいいでしょう。私のお勧めは、「ウォーキング」です。

ウォーキングは、セロトニンの分泌を促すだけでなく、足腰を丈夫にし、心肺機能を高める効果も期待できるからです。

とくに私がウォーキングの効果として注目しているのが、「足腰の強化」です。「ロコモティブ症候群」「サルコペニア」といった言葉を聞いたことがあると思います。ロコモティブ症候群とは、筋肉や骨、関節などの運動器に障害が起こり、立ったり、歩いたりといった動作が難しくなる状態のことです。サルコペニアとは、筋肉量が減少し、筋力や身体機能が低下している状態のことを指します。

どちらも、そのままにしていれば寝たきり状態になるリスクが高く、現在、国を挙げてその予防や対策に取り組んでいるところです。両者とも原因としていわれているのが、加齢と運動不足、そして各種疾患です。

年を取れば取るほど、筋肉も骨も衰えていくものであり、それは避けられません。そこに、運動不足が重なってしまうと、ロコモティブ症候群やサルコペニアに「まっしぐら」となってしまうのです。

見方を変えれば、運動不足にさえならなければ、そうした事態を回避できる可能性が高まる、ともいえます。実際、筋肉は、何歳になっても鍛えられることがわかっています。

そこで、「ウォーキング」がお勧めなのです。歩くことは、人間の基本動作です。それを続けることで、動くために最低限必要な運動機能が維持されます。逆に、歩かなくなると、一気に運動機能は衰えていき、それがロコモティブ症候群やサルコペニアにつながってしまいます。

「ウォーキング」といっても、頑張りすぎることはありません。

セロトニンの分泌を意識するのならば、普段よりやや早足を意識して、リズミカルに歩きましょう。時間は、5分〜30分くらいがいいとされています。もちろん、足腰を鍛えることに重点を置く場合は、それ以上の時間でもいいと思います。最新の研究では1日8000歩も歩けば十分との報告がされています。ですが、リタイア世代は無理する必要はありません。繰り返しになりますが、ぐったりするようになるまで歩けば逆効果なので要注意です。

歩くことは認知症予防にもなります。このことは、臨床の現場で多くのシニア世代の人たちを診て実感します。実際、家に引きこもりがちで、歩かない生活をしている人の場合、足腰が弱っていくだけでなく、認知症も発症していくケースが少なくありません。逆に、散歩を日課にして、歩く習慣を持っている人は、体も頭も元気な場合が多い印象です。

「歩く」ことだけが目的のウォーキングだと、面白味がなくてあまり続かないという場合は、風景を見ながらぶらぶら歩く「散歩」でいいと思います。四季折々の変化を楽しんだり、カフェでひと休みしたり、雑貨屋や書店などに入って商品や本を見たり……。目的を決めない「ぶらぶら散歩」では、想定外のことも起こります。それが脳を刺激して、前頭葉の活性化にもつながります。

歩くことで「骨の老化」のスピードも抑えられる

歩くことには、骨の老化スピードを遅くする効果もあります。

シニアになるに従い、ほかの体の部位と同じく、骨も老化していきます。骨の老化現象の代表ともいえるのが、「骨粗しょう症」です。

骨粗しょう症とは、骨の量（骨量）が減って骨がもろくなり、ちょっとした衝撃でも骨折を起こしやすくなってしまう状態です。加齢とともに起こりやすくなり、とくに女性の場合、閉経後、女性ホルモンの不足により発症しやすくなることが知られています。あるデータによると、50代女性で9人に1人、60代女性で3人に1人、70歳以上の女性では2

人に1人が発症していると報告されています。

骨粗しょう症は、それ自体にはとくに症状はありません。問題は、さまざまなタイプの骨折を起こしやすくなり、その結果、運動機能がさらに低下し、場合によっては寝たきり状態になる危険性もある、ということです。

なぜ、歩くことが骨粗しょう症対策になるのかというと、骨量は衝撃や負荷がかかることで、増加する仕組みを持っているからです。たとえば、ジャンプは骨量アップにかなりの効果があるといわれています。

ただ、シニア世代の場合、腰痛や膝痛を持っている人が少なくありません。そのため、ジャンプは危険です。そこでジャンプほどではないものの、それなりに体に衝撃や負荷を与える「歩く」ことがお勧めなわけです。

愚痴酒だけは避けよう

最後に、お酒に関する注意事項を記しておきます。

お酒を飲むと、明るい気分になれるという人は多いでしょう。そのせいか、うつ病の患者さんの中には、ウツウツとした気分を紛らわせるためにアルコールに頼ってしまう人もいます。

しかし、うつ病の治療中は、できるだけアルコールを控えたほうが、回復には効果が期待できます。

というのも、アルコールには脳内のセロトニンを枯渇させる作用があると考えられているからです。抑うつ気分が解消できるからとアルコールを飲んでしまえば、逆にセロトニンを減らしてしまい、ますます抑うつ気分を強めてしまいかねないのです。

さらに、抑うつ気分解消に酒量が増えてしまい、依存症的になってくると、アルコールが引き金となって自殺企図《きと》に至ることもあります。データ的にも、自殺者や自殺未遂者の体内からアルコールが検出されることが多いことがわかっています。

お酒は、飲んでいるときはつかの間ウツウツとした気分から解放してくれるかもしれません。しかし、その後に待っているのは、さらなるウツウツとした状態です。

うつ病治療中は、お酒との距離を保つ。それが順調な回復のためのひとつのポイントとなるのです。

また、夜、眠れないときに、ついお酒の力を借りてしまうという人もいます。

しかし、お酒で眠気を感じても、睡眠の質そのものは、自然な眠りよりも低下しますし、中途覚醒も増えます。眠気という一時的な効果のために、結局は不眠症状を悪化させてしまいかねないのです。

加えて、お酒に頼ることが習慣になってしまうと、アルコール依存症にもつながりかねません。

「お酒の力を借りる」という選択は、くれぐれも避けるようにしてください。

最新の研究では「アルコールは少量でも体には害悪である」という報告がされていますが、シニアともなれば飲みすぎに気をつけさえすれば、過剰に気にする必要はありません。

気をつけるべきは、お酒を飲むときにネガティブなことを考えながらお酒を飲むことです。

そういう飲み方をしているとストレスはたまりますし、適量を超えて深酒になってしまいがちです。一人酒の場合はなおさらです。

また、ほかの人と飲むときでも、愚痴や嫌いな人の悪口などを肴《さかな》にする場合もあるかと思いますが、そういう飲み方も高齢になったらやめたほうがいいです。不愉快なことを思い出すだけでストレスになりますし、一緒に飲んでいる人もいい気持ちはしません。最悪、自分の人間性までクエスチョンマークをつけられてしまいます。

やはり、楽しい話題で笑いながら飲む。これが脳にもストレス発散にも最高の飲み方といえるでしょう。

第3章

命短し恋せよシニア

性ホルモンの分泌量低下を防ぐ

老いは誰にでも平等にやってきます。

それは生物にとって「必然」であり、生きている以上、私たちは老いを避けることも、老化を止めることもできません。ですが、そのスピードを遅らせることは可能です。

人生100年時代とは、「早死にするか、認知症になって亡くなるかの時代」といってもいいでしょう。そのなかで、できるだけ長く健康を保ち、なるべく元気で若々しくいるためにはどうしたらいいか。

私が考える最善の策は「恋」をすることです。

いきなり何をいい出すのかと思われるかもしれませんが、恋が人を若返らせるというのは、実は、医学的にも理にかなったことなのです。

私たちの体の機能は、体内で作られ分泌されるホルモンという化学物質によって、さまざまに調節されています。ホルモンにはさまざまな種類があるのですが、そのほとんどが、高齢になるに従い、分泌量や濃度が低下していきます。それに伴い、さまざまな影響が心身に現れてきます。

中でも老化に影響を与えるのが、性ホルモン（男性ホルモン、女性ホルモン）の分泌量の低下でしょう。男女ともに性ホルモンの減少によって、体にも心にも衰えが生じますが、とくに男性の場合の男性ホルモンの低下は、女性の女性ホルモンの低下以上に老化を加速させます。

女性の場合、閉経前後でガクッと女性ホルモンの分泌が減り、それに伴って、頭痛やめまい、イライラ、不眠、のぼせ、発汗など、さまざまな不調が生じる人が出てきます。いわゆる「更年期障害」と呼ばれる症状で、個人差はありますが、一般的には50代後半くらいでそうした症状も治まってくるとされています。ただ、更年期後は、それまで女性ホルモンの働きによって守られていた骨や血管、内臓などの不調が増えてきます。

一方、男性の場合、男性ホルモンの減少は、早い人で40代から、だいたいの人で50代あたりからジワジワと進行します。そしてそれに伴い、男性でも更年期障害が起こることがあります。身体的な症状は女性の更年期障害と重なる部分も多いのですが、精神面では、男性ホルモンの特性に関連した症状も見られます。

男性ホルモンというと、性欲や攻撃性に関与するホルモンと思われていますが、ほかにも次のような特性があります。

・好奇心、意欲が旺盛になる。
・社交性が高まる。
・公共心や弱者への配慮が増す。

男性ホルモンの分泌が減少すると、こうした特性が弱くなっていきます。つまり、好奇心・意欲が減退し、社交性が減って人付き合いが悪くなり、公共心が薄れて人に対するやさしさがなくなっていく、というわけです。

意欲の減退は老化の加速につながります。頭も体も使わなくなれば、それらの機能が衰えていくことは目に見えています。

さらに、男性ホルモンには、筋肉を増大させるという働きもあるので、減少すると、運動しても筋肉がつきにくくなります。活動量が減るのに加えて、筋肉もつきにくくなれば、足腰は弱っていくばかりになってしまいます。

ちなみに、男性の20分の1～10分の1程度ですが、女性にも男性ホルモンは存在します（男性にも女性ホルモンは存在します）。女性は閉経前後に女性ホルモンが激減しますが、男性ホルモンの分泌量は、最近の研究ではむしろ増えるという調査結果も出ています。このため、男性ホルモンの影響が出やすくなり、意欲や好奇心、社会性が増す傾向が見られます。元気をなくして萎《しお》れていく夫を尻目に、更年期を終えた妻たちが、旅行に、サークル活動にと、やたらと活動的になるのは、そういうわけなのです。

「恋愛感情」が体も脳も元気にさせる

昔のことでも、最近のことでも結構です、自分が誰かに恋をしているときを思い返してみてください。

たとえば、まだ片想いのときであれば、相手が自分のことをどう思ってくれているのだろうと、相手の言葉や表情、しぐさ、行動などから一生懸命読み取ろうとしますよね。また、どうやったら振り向いてもらえるのか、あの手この手を考えては実行し、「うまくいった」「これはいまいちだな」と相手の反応に一喜一憂したりもします。お互いに相手の気持ちや出方を探りながらの「恋の駆け引き」なんてこともあります。

どれも、予測不可能。ドキドキやワクワク、ヒヤヒヤ、ハラハラ、ウキウキなどの連続です。

さらに、両想いになっても、「予測不可能」な状態は続きます。ケンカをしたり、相手や自分の意外な一面に気づかされたりなど、恋愛中は何やかんやと想定外なことがいろいろ起こります。結局のところ、相手の気持ちも、二人の「これから」も予測できません。「想定外」なことが起こるたびに、二人で、またはまわりを巻き込んで解決したりしなかったり、対応していくことになります。

こうした「予測不可能」という要素だけでなく、「恋愛」という現象はそもそも「感情」のかたまりみたいなものです。年齢とともに萎縮が進み、働きが鈍くなっていく前頭葉を一気に目覚めさせるのにうってつけだと思いませんか？

といわれても、若いころならいざ知らず、「中年」「シニア」と呼ばれる年齢になって「今さら恋愛なんて」と思う人もいるかもしれません。

実際、日本人の傾向として、シニア世代の「恋愛」に対して、「年甲斐《としがい》もなくみっともない」「いい年をして恥ずかしい」など、ネガティブな評価をしたり、バカにしたりする風潮が強くあります。

しかし、シニア以降になっても「恋愛感情」は決して否定しないほうがいいと思います。実際に恋愛は、心だけでなく、体も脳も元気にします。

ここまで述べてきたように、恋愛の予測不可能さは、前頭葉の活性化を促します。また、恋愛中は、セロトニンやオキシトシン、エンドルフィン、ドーパミンなど、幸福感や高揚感、安心、意欲、快感といったポジティブな感情の喚起に関わる神経伝達物質が大量に分泌されることがわかっています。

老化によってこうした物質は減少していきますし、その減少がさらに老化を進めていきます。とりわけセロトニンの減少は老化を進める大きな要因のひとつであることは、第2章で述べた通りです。いくつになっても恋をし続ける気持ちを忘れないことで、こうした神経伝達物質の減少スピードを抑えていくことができるわけです。その結果、若々しさを保つことができるのです。

さらに、恋愛は当然のことながら、男性、女性ともに、性ホルモンの分泌を活性化させます。たとえば、閉経後の女性がアイドルや俳優などにハマって、彼らのライブや舞台、握手会などに足繁く通っているうちに、止まっていた生理が復活するケースは、実は意外とあったりします。これなどは、まさに女性ホルモンが活性化した証拠です。

もちろん、男性ホルモンも恋愛で活性化します。まわりを見ても、いくつになっても恋多き男性は見た目も若々しいですし、元気がみなぎっています。

実際、高齢者施設でも入所しているお年寄り同士が恋に落ちているというケースを耳にすることが増えましたが、そうした人たちは、みな一様に元気で若返ったかのようにいきいきとしています。

いかがでしょう。もしかすると、「恋愛」ほど効果の期待できる「老化予防策」はないかもしれませんね。そして、「若さを保ち続ける」という効果だけでなく、恋愛をしているときは、やはり楽しいですよね。自分の人生において、そうした楽しい時間はたくさん持ちたいものです。

だからこそ、いくつになっても、自分の中に恋愛感情が湧き出るような出会いがあったら、その感情を否定したり、押し込めようとしたりせずに、思い切って味わってみればいいと私は考えています。

結婚している人にとっては、パートナー以外との恋愛は難しいかもしれません。それでも、誰かをいいなと思うときめきや、振り向いてほしいと願う恋心は大切にしてほしいと思います。

もちろん、リアルな恋愛でなくても、先述したように、アイドルや俳優などへの疑似恋愛でも、前頭葉は活性化します。また、セロトニン等の神経伝達物質や性ホルモンの分泌も活発に促されます。ですから、実際の恋愛がさまざまな事情で難しいのであれば、まずは疑似恋愛を楽しんでみるといいのではないでしょうか。

「おしゃれ」が若々しさにつながる

外見が若々しい人は、気持ちも若々しいことが多いようです。

気持ちが若いから選ぶファッションも若々しいものとなり、外見も若く見える、ということはあるでしょう。

一方で、外見を若々しくしていると、気持ちもだんだん若々しくなっていくということもあります。実際、現在の行動療法や認知科学においては、「行動」によって人の「心」のありようは変わり、それに伴い体の状態も変わっていく、という考え方が広く支持されるようになってきています。

ということは、若々しさを保ち続けるために、外見からアプローチするというのもひとつのやり方です。

ところが、感情の老化が進んでいくと、いろいろなことに「まあ、いいや」となりがちで、ファッションにも気を遣わなくなっていきます。その結果、「おじさん」ぽい、「おばさん」ぽい服装が、その人の定番スタイルになっていく。こうなると、外見だけでなく、気持ちも、下手《へた》をすれば体も老化していきます。

この本を読まれた方は、これをいい機会に「まあ、いいや」の言葉を封印し、まずは外見のおしゃれを意識してみてはいかがでしょう。

「もう年だから……」と、若々しい服を着ることに恥ずかしさや抵抗を覚えるかもしれませんが、まわりの目など気にする必要はありません。「ちょっと若作りかな?」と思っても、自分が「着てみたい」と思ったのなら、試してみるべきです。

ちなみに、「色」で選ぶなら、気持ちがパッと明るくなったり、若々しい気分になったりしやすいのは、赤やピンク、オレンジ、イエローなどの暖色系の色です。また、暖色系は男性ホルモンを刺激しその分泌を促す効果もあります。

もともとブラックやグレイ、紺色など落ち着いた色合いが好みで「暖色系はちょっと……」というのであれば、ネクタイやスカーフ、マフラー、バッグなど、小物のアクセントカラーとして暖色系を取り入れてみるといいかもしれません。それだけでも、かなり気持ちが明るくなると思います。

エロスの力

老化を進める要因のひとつが男性ホルモンの減少であり、その減少を進めないための基本は「恋愛感情」であると、この章の冒頭で述べました。しかし、そうはいっても「性ホルモン」というくらいですから、「性生活」もその分泌に大きく影響します。つまり、日常に性的な刺激があれば男性ホルモンの分泌が促されますし、何も刺激がなければ減少が進みやすくなるというわけです。

そもそも日本人は「性」に対して淡泊だといわれます。欧米人に比べて愛情表現も乏しく、セックスの頻度も低いという調査結果があります（年間のセックス回数の国際比較（「デュレックス・セクシャル・ウェルビーイング・サーベイ」英国デュレックス社）。

また、２０２０年2月に行われた日本人のセックスに関するアンケート調査「〈ジェクス〉ジャパン・セックス・サーベイ２０２０」（社団法人 日本家族計画協会家族計画研究センター実施）では、直近1年間にまったくセックスをしなかった人は、男性の41・１％、女性の49・５％にのぼります。この比率は、年齢層が上がるにつれて高くなり、男性では50代で45・３％、60代で62・２％。女性では50代で65・８％、60代で69・４％となっています。

一方で「セックスをしたいと思いますか」という問いには、男性の77・９％が「したい」と答えているのです。50代男性では81・２％、60代でも72・４％にのぼっています。調査対象が69歳までなのでそれ以降のデータはありませんが、性欲というのは、そうそうなくなるものではありません。それよりも、性欲を満たそうとする行動意欲がなくなっていくことのほうが大きいでしょう。その一因として年とともに勃起力が弱まってくる器質的な問題が挙げられますが、それとて今は数多くのＥＤ治療薬があり、泌尿器科へ行けば簡単な問診で処方してもらうことができます。

シニアの男性の中には、相談すること自体を恥ずかしいと思ったり、薬の力を借りてまでセックスしようとは思わない、という人もいるかもしれません。でも、自分の内なる欲求のために手を尽くすことがそんなに恥ずかしいことではありません。性欲は若さを保ちいきいきと生きるための源です。私は、シニア世代にこそ自分の中の性欲を大切にしてほしいと思います。年だからもういいやと考えている人は、ぜひ一度考え直してみてください。

なお、前述の調査の「セックスをしたいと思うか」という質問で、女性のほうの回答はというと、「したい」は41・1％と、男性とはギャップがあります。50代では30・7％、60代になると18・0％まで下がります。年齢が上がるほど、男性と女性の差は開いていきます。熟年夫婦で考えると、夫がその気になっても妻が応じてくれないということは往々にありそうです。もちろん、その逆もあるでしょう。あるいは、長年連れ添った相手はもはや家族であってセックスのパートナーとは考えにくいという人もいるかもしれません。

ことセックスに関しては相手のあることなので、お互いの気持ちを大切にして、どうしたいかを話し合ってみるのもいいでしょう。

セックス以外にも、性的な刺激を得る方法、性欲を満たす方法はいくらでもあります。AV、動画、エロ本、漫画、風俗。それらを下品なこととして切り捨てないことです。大切なのは、いくつになっても性的な関心を持ち続けること。それが生きる活力をもたらし、魅力的な自分であろうとする意欲にもつながります。自ら性欲を押し込めてしまうのではなく、もっと性欲に素直になるべきです。

余談になりますが、年金支給日になると独身（だけではないかもしれませんが）の高齢男性が性風俗店に列をなすという話を聞いたことがあります。もちろん、現役世代並みに元気な人もいるのでしょうが、それ以上に自分より若い女性と触れ合うことでドキドキしたいのだと思います。決して安くはないお金を使ってまでも、自分の子ども、いや孫世代の女性とほんの数十分間疑似恋愛をすることで自らを「活性化」させたいということなのでしょう。

アイドルたちを追いかけ回す疑似恋愛もそうです。

家庭をこわすような不倫はともかく、いくつになっても異性にもてたいという気持ちを持っておくことは、大切です。せっかく年を重ねたのですから、欲望まるだしで相手を不快にさせることなく、スマートで魅力的な熟年をアピールしたいものです。

「肉食」のススメ

私は「年を取るほど、肉をもっと食べたほうがいい」が持論であり、シニア世代の患者さんたちにも積極的に伝えるようにしています。

日本では、コレステロールは「悪者」の扱いを受けがちで、健康診断などでも、「下げろ」としつこくいわれたりしますよね。たしかに、「悪玉コレステロール」と呼ばれるＬＤＬコレステロールが体内で増えすぎると動脈硬化の原因になります。その意味ではコレステロールは「悪者」のように見えます。しかし、実際のところ、コレステロールそのものは「悪者」どころか、私たちが生きていく上でなくてはならない存在です。

というのも、コレステロールは、全身の細胞膜の主成分だからです。体内に十分なコレステロールがないと、細胞の再生がうまくいかなくなり、その結果、免疫力が低下したり、脳出血のリスクが増加したりといったことが起こりやすくなります。

さらに、コレステロールは性ホルモン（男性・女性）をはじめ各種ホルモンの原料でもあります。そのため、コレステロールが不足すれば、ホルモンの分泌も低下し、さまざまな不調につながります。

現在の医学では、コレステロール値は高すぎても低すぎてもよくないという考え方が主流となっています。実際、いくつかの研究で「やや高め」の人がもっとも長生きという結果も出ています（これについては第5章で詳しく解説します）。

また、コレステロールはセロトニンを脳に運ぶ役割を果たし、セロトニンの働きを維持するのにひと役買っていることもわかっています。ついでにいわせてもらうと、ＬＤＬコレステロールは動脈硬化には悪玉でも、これらの作用には善玉なのです。

現状では、日本人の国民1人当たりの1日の肉の摂取量は、全世代の平均値で１０３ｇ。シニア世代では摂取量が減り、60代では94・5ｇ、70代では81・5ｇとなっています（「令和元年　国民健康・栄養調査」厚生労働省）。

シニアになれば、消化を担う臓器の機能も老化によって低下していくため、肉などの脂っぽいものは敬遠しがちになります。それに加えて、昨今では健康意識の高まりから中高年以降の世代の間で、脂質などの摂取を減らし、野菜や大豆製品、魚などを中心とした粗食をもてはやす傾向も見られます。

もし、「健康のため」という理由で肉を避けているのなら、それは逆効果だと私は考えます。肉を避ける食生活を続けていれば、確実に老化は加速します。

実際、日々、シニア世代の方々を診療していても、普段から肉類をしっかり食べている人は、肌ツヤもいいですし、筋肉にもハリがあります。逆に、脂質の少ないさっぱりした食品を好む人ほど、年齢より老けて見えたりします。

高齢で活躍している方々の中にも、肉好きの方は少なくありません。105歳で亡くなるまで医者として精力的な活動を続けていらした日野原重明《ひのはらしげあき》先生は、100歳を超えてからも週2回はステーキや肉料理を楽しんでいたことで知られています。

80歳で3度目のエベレスト登山に成功し、89歳の現在も、現役で登山やスキーを続けられている三浦雄一郎《みうらゆういちろう》さんも肉好きなようで、月に3回はステーキ屋さんに行くという記事を読んだことがあります。

99歳で亡くなるまで健筆をふるわれた作家の瀬戸内寂聴《せとうちじゃくちょう》さんも、45年以上にわたってテレビでトーク番組の司会をつとめている88歳の黒柳徹子《くろやなぎてつこ》さんも、やはり肉好きを公言しています。

もっとも欧米人のように1日250~300gも食べるのは明らかに食べすぎで、動脈硬化や心筋梗塞のリスクを高めます。そのため、欧米では近年、1日の肉類の摂取量は150gが理想とされているようです。日本人もこのくらいを目安に肉類を食べたほうがいいと私は考えます。体格差を考えたとしても、1日最低100gは肉類を摂りたいところです。

ちなみに、肉を食べるお勧めの時間帯があります。それは、朝食や昼食です。肉類に含まれるたんぱく質はアミノ酸に分解され、それが再びたんぱく質に合成されますが、その役割を担っているのが肝臓で、肝臓の働きが活発になるのが午前中から昼前にかけてだからです。一般に、肉といえば夕飯の食卓にのぼりそうですが、夕方以降は肝臓の働きが悪くなるため、肉を食べてもあまり分解できず、かなりの割合で無駄になってしまいます。

また、胃の機能が活発になるのは昼ごろから夕方にかけてなので、肉を食べると胃がもたれるようになってきたという人は、ランチの時間帯に積極的に肉を食べるのがお勧めです。

「偏食」も「粗食」もシニア世代には自殺行為

「肉をもっと食べましょう」とはいっても、肉だけをやたらと食べるというのは、やはり体によくありません。

健康志向の高まりを反映して、テレビや雑誌等で、ある食品の健康や美容への効果だったり、逆にマイナスの影響だったりが取り上げられる機会が増えています。そうした情報に感化され、「そればかりを食べる」、あるいは「それを徹底的に食べない」という人も少なくないようです。その結果、何が起こるのかというと、偏った食生活です。

どんなに「効果あり」という食品でも、過剰に摂取すれば、体にとってはマイナスです。逆に、「体に悪い」といわれる食品でも適量なら問題ないこともあります。

結局、どんな食品であっても、体にとって「適量」があるのです。摂りすぎてもダメだし、摂らなさすぎてもダメなのです。

これは、昨今、流行《はや》りの「粗食」についてもいえます。

戦後、急速に進んだ食の欧米化の反動もあってか、近年、日本の伝統的な食生活を見直す動きが広がっています。そうした中で出てきたのが、「粗食」や「1日に2食（場合によっては1食）」が「体にいい」といった主張です。

しかし、シニア以降の人で、この主張を真に受けて実行してしまえば、それは老化を加速させるだけでなく、自殺行為だと私は思います。なぜなら、粗食や1日2食といった食生活を続ければ、栄養不足に陥るのが目に見えているからです。

現在、日本は世界でトップクラスの長寿国です。しかし、昔から長寿国だったわけではなく、戦前は男女とも平均寿命は40代でした。それが戦後、50代、60代、70代、80代と飛躍的に寿命が伸びていきました。

その要因は、何といっても栄養面の劇的な改善にあります。つまり、それまでの日本の伝統的な食生活（米を主食とし、野菜や大豆食品、魚などを中心とした食事）に、欧米食の影響を受けて肉や卵、乳製品など動物性たんぱく質が一般家庭の食卓に並ぶようになったことが大きいといえるでしょう。

魚を食べる習慣は心疾患の予防に役立つことがわかってきていますし、味噌《みそ》や納豆などの発酵食品は免疫力を高める効果があるとされます。つまり、日本の伝統的な食生活は健康面で多くの利点があることは確かなのですが、そこに「動物性たんぱく質」が加わったことで、日本人は世界有数の長寿な国民になれた、ともいえるのです。

ところが、昨今ブームの粗食では、この動物性たんぱく質が「健康によくない」として排除されがちです。前項で述べた肉を控える食生活などは最たるものでしょう。

その結果、何が起きているのかというと、栄養不足です。

終戦直後からの国民1人当たり1日の総エネルギー摂取量の推移を見ると、何と2000年代以降、ほぼすべての年で、終戦直後（1946年）の摂取量（1903kcal）以下となっているのです（「令和元年　国民健康・栄養調査」厚生労働省）。終戦直後といえば、日本は極度の飢餓状態だった時代です。そのとき以下というのですから、今の時代の日本人がいかに栄養不足状態なのかがわかります。

とくに低栄養傾向が懸念されているのが、シニア世代です。

「令和元年　国民健康・栄養調査」を見ると、65歳以上で男性は12・4％、女性は20・7

％が「低栄養傾向にある（ＢＭＩ20kg／㎡以下）」となっています。

そもそもシニアになるに従い、臓器や口腔《こうくう》の機能が衰えていくことで、食事の量は減ってしまいがちです。それだけでも栄養不足に陥るリスクがあるのに、そこに、「偏食」や「粗食」が加われば、低栄養状態へまっしぐらです。

栄養不足の状態が続けばどうなるか。肌ツヤが失われ、見た目にも老けていきますし、免疫機能も低下し、風邪などの感染症にもかかりやすくなります。筋肉量や筋力も低下し、足腰は弱っていく一方です。当然、体は常にエネルギー不足で元気がありません。

こうした事態を避けるためにも、偏食や粗食は避けること。穀類も野菜も肉も魚もバランスよく、かつ必要な量をしっかり摂っていく。それが老化のスピードを緩め、若々しさを維持するために欠かせないことなのです。

ただ、あまり四角四面に考える必要はありません。好きなものを我慢する必要もありません（暴飲暴食はダメですが）。これらの我慢は高血圧や動脈硬化を抑えるために推奨されていますが、それが日本人に当てはまるとは限らないのです。日本においては動脈硬化性の疾患で亡くなる人は欧米諸国に比べて圧倒的に少ないのです。

それに好きなものを食べているときに、人間の前頭葉は活性化します。逆に健康を考えて健康食や粗食で済ませているとそれがストレスとなり、幸福感は得られません。ひいては、それが脳の老化につながってしまうのです。脳の老化は、認知症はもちろん、老人性うつ病の原因にもつながります。

スクワットで男性ホルモンを増やす

体を動かすのが好きで、さらに積極的に筋力アップを図るという場合、「筋トレ」を日々の生活に取り入れるのが効果的です。

そもそもシニアになるに従い、男性ホルモンが減少していくことは、本書で繰り返し述べてきました。男性ホルモンには、筋肉を増大させる働きがありますから、減少すれば、その分、筋肉もつきにくくなります。男性の場合、そうしたことも加齢による筋肉量の低下の要因になります。

その進行スピードを緩めるのにも、筋トレは有効でしょう。実際、さまざまな研究から、鍛えれば、筋肉量は何歳になっても増やすことができることが明らかになっています。

また、筋トレそのものが、男性ホルモンの分泌を促すこともわかっています。つまり、筋トレをすることで、筋肉の衰えを抑えられると同時に、衰えの要因のひとつとなっている男性ホルモンの減少にもアプローチできる、というわけです。

ただし、ここで2つ指摘しておきたいことがあります。

ひとつが、「筋トレをどんなに頑張ったところで、若いころの筋肉質な体を取り戻せるわけではない」ということです。

たとえば、40代や50代の人が、20代のときと同じトレーニングをしても、20代のときのような筋肉はつきません。今の年齢に合った筋肉しかつかないのです。

その理由は簡単ですね。それだけ筋肉そのものの老化が進んでいるし、男性ホルモンの分泌も減っているからです。しかも、老化は基本的には不可逆的で、40代で20代のころの体を取り戻すことは不可能なのです。もちろん、若いときから体を鍛え続けてきた人たちの中には、60歳、70歳を過ぎても筋骨隆々で腹筋がシックスパックに割れているようなすごいスタイルを保っている人も少なからず存在しますが、その人たちは長年の積み重ねがあったからです。

ただ、それでも、筋トレをすれば、筋トレをしていない同年代の人よりは、はるかに筋肉質な体にはなれるはずです。このことは老化対策の多くでいえることですが、老いと闘う努力をすれば、その分、今の年齢で可能な限りの若々しさを手に入れることはできるのです。何か始めるのに遅すぎるということはありません。「今日が一番若い日」なのですから。

もうひとつの指摘が、「激しすぎる筋トレはしない」です。理由は、ヘトヘトになるまで頑張るような筋トレは、活性酸素を大量に発生させてしまうからです。活性酸素そのものは、体にとって必要なものですが、過剰になると細胞を攻撃し、老化を加速させるだけでなく、さまざまな疾患の発症リスクを高めることはすでに述べた通りです。シニア世代になったら、何事も「ほどほど」が重要なのです。

基本的に1週間のうちに多くて3日程度。1回筋トレをしたら2~3日休みを取りましょう。というのも、筋トレには「超回復」という理論があります。筋トレをすることで鍛えた部位の細胞をこわします。そのこわれた細胞が回復する過程で、より筋肉が強くなり、発達していくというものです。その回復する時間が48時間から72時間とされています。そのため、1回筋トレをしたら2～3日休みが必要というわけです。

若い人だと週に6回トレーニングするケースがありますが、それは「分割法」といって、日ごとに脚の日、胸の日、背中の日、肩の日などと鍛える筋肉を変えているからできることであって、全身を毎日鍛えたりしたら故障の原因となってしまいますので、くれぐれも無理はしないことです。

また1回の筋トレ時間は長くても1時間までを基本としましょう。

そして、筋トレを行う前に取り入れたいのがラジオ体操です。ラジオ体操は前屈や後屈、ひねりなど、さまざまな動きが組み込まれています。これは「動的ストレッチ」といって筋肉を温めて、ほぐしてくれる優れものです。指先まで意識して一つひとつの動きを丁寧に行うことで、ウォーミングアップとして最適な体操なのです。

運動をする前にマットの上などで体をじっくり伸ばす「静的ストレッチ」を行う方が多いのですが、これは副交感神経の活動を高めてしまうためトレーニング前には不向きです。スポーツ選手でトレーニング前に「静的ストレッチ」を行う選手はほぼいません。もっとも「静的ストレッチ」もとても重要です。これは使った筋肉の疲労を取り、柔軟性を高めてくれます。快眠にもつながるのでトレーニング後は必ず入念に行いたいものです。

さて、本題の筋トレに戻しますが、基本的には脚、胸、背中といった大きな筋肉を鍛えることで代謝がよくなり、均整の取れたスタイルを作ることができます。胸が貧弱だったら胸を、猫背を直したいなら背中をそれぞれ鍛えていくわけですが、とくにお勧めしたいのが「キング・オブ・筋トレ」といわれるスクワットです。これは下半身の筋肉を鍛えるトレーニングとして知られているものです。下半身の筋肉を鍛えることは、歩く力を維持するだけでなく、糖尿病予防にもなります。

食品などによって摂取した糖質の多くは、筋肉に取り込まれ、筋肉を動かす際のエネルギー源として使用されます。そのため、筋肉が多いほど、体内の糖質が消費されやすく、結果的に太りにくくなります。脚の筋肉が鍛えられることによってトボトボ歩くのでなく、大股で颯爽《さっそう》と歩くこともできるようになり、それが姿勢のよさにもつながり、それだけで若く見られるという利点もあります。ロコモティブ症候群の予防にもなりますので、ぜひとも習慣化していただきたいトレーニングです。

ホルモンは外からも補充できる

性ホルモンの減少スピードを緩める方法として、「外から補充する」という方法もあります。医療機関などで実施されているホルモン補充療法（HRT）です。

私たちの体ではさまざまなホルモンが生成され、それぞれが体のさまざまな機能を調節する役割を担っています。その量が多すぎても少なすぎても、体はバランスを崩し、私たちの体は不調に陥ってしまいます。そのため、ホルモンの量を調節するためのさまざまな治療が開発されてきました。そのひとつが、ホルモンが不足した場合に、外から補充するという治療です。

たとえば、糖尿病の患者さんでは、インスリン（血糖を下げる働きのあるホルモン）が不足するので、それを補うインスリン療法というものが行われています。また、甲状腺がんで甲状腺を摘出した人は、甲状腺ホルモンが分泌されなくなるので、甲状腺ホルモン薬を一生飲み続けることになります。

性ホルモンについても、こうした補充療法があります。

欧米では、男女とも更年期障害の治療法として、ホルモン補充療法がかなりスタンダードになってきていますが、日本ではそれほど普及していないのが現状です。

女性ホルモン補充療法については、女性の更年期障害では昔からいわれていることもあって、近年、少しずつですが治療を受ける女性が増えてきています。それでも、欧米の普及率には遠く及びません。男性ホルモン補充療法に至っては、それ以上に認知も普及もしていないのが現状です。

性ホルモンの補充療法がなかなか広がっていかない背景には、そのリスクが新聞やテレビなどのメディアでしばしば取り上げられることもあると思います。

たとえば、女性ホルモン補充療法の場合には、多くの人が心配するのが乳がんの発症リスクです。

ある研究では、女性ホルモン補充療法は乳がんになる確率を1000分の3から1000分の4に上げると報告されています。つまり、確率が0・1%上がる程度なのです。

一方で、不足している女性ホルモンの補充によって、多くの人で更年期障害の症状はだいぶ改善します。また、骨粗しょう症にもなりにくくなるといわれています。となると、そうした効果を得るプラス面と、乳がんの発症リスクが0・1%上昇するマイナス面とを天秤《てんびん》にかけて、自分はどちらを選択するのか、という問題になると思います。

また、最近は、閉経後の女性に関しては、女性ホルモン補充療法が乳がんの発症リスクを高めるとはいい切れないという説も有力になってきています。さらに、女性ホルモン補充療法を受ける場合、年1回の乳がん検診が必須になりますから、万が一、乳がんになっても早期発見が可能で、乳がんによる死亡率はむしろ下がるという報告もあります。

一方、男性ホルモン補充療法のリスクとして、巷《ちまた》でまことしやかに語られるのが、「前立腺がんや前立腺肥大の発症リスクを高める」や「ハゲる」などです。ただ、補充療法の結果として、こうしたことが起こるリスクは極めて低いといえます。

たとえば、前立腺肥大は、男性ホルモン自体が原因ではありません。また、一生で男性ホルモンの分泌量がピークになるのは20~30代です。その年代で前立腺肥大を発症している人も、ハゲている人もそれほど多くないですよね。ということは、男性ホルモンの補充=前立腺肥大・ハゲとはいえないわけです。前立腺がんについても、男性ホルモンがそれを増大させるとされていますが、がんの原因になるわけではありません。

そして、何よりも、医療機関で男性ホルモン補充療法を受けるに際しては、副作用の発症を最小限にすべく、事前にさまざまな検査を行います。その意味でも、安心して治療を受けられる環境は整えられているといえます。

私のクリニックでも男性ホルモン補充療法を実施していますが、患者さんたちからは、心身の調子がよくなってきたというだけでなく、筋トレなどで体を鍛えている方からは「最近、また筋肉がつくようになってきました！」というケースがほとんどで、もっともリピーターの多い治療になっています。

男性ホルモンは筋肉や骨を作ることに作用しますから、補充することで、低下していたときに比べて筋トレの効果も出やすくなる、というわけです。

第4章

前頭葉を刺激する頭を使い続けるヒント

ルーティンワークをやめよう

老化というと、体や脳で起こることをイメージする人が多いと思いますが、「感情」も年を取るほどに老化していきます。しかも、感情の老化は、体や脳が衰える前に始まります。早い人だと40代ですでに感情の老化が始まっています。さらに、感情の老化を放置してしまうと、体や脳の老化を加速させかねません。

感情の老化とはどのようなものかというと、「意欲がなくなる」「いろいろなことが億劫《おっくう》になる」「感情のコントロールがきかなくなる」「頭が固くなる」「感動しにくくなる」「自由な発想がしにくくなる」といった症状が出てくることです。

原因は、脳の前頭葉の萎縮です。前頭葉は、意欲、自発性、切り替え、創造性、感情のコントロールなどをつかさどっている部分ですが、そこが40代から、萎縮し始めるのです。その結果、右に挙げたような症状が出始めます。

感情の老化が進むと、何に対しても意欲が湧きにくくなるので、活動量が減ります。そうなれば、体や頭を使う機会が減るので、足腰が弱くなり、脳も衰えていきます。気持ちもウツウツとしがちで、うつ病の発症につながりかねません。

つまり、感情の老化に対して何らかの手を打たないままでいると、心身の老化が加速度的に進んでしまうのです。個人的には、感情の老化は、体の老化以上に怖いのではないかと思っています。


老年精神医学の臨床の現場で、脳のＣＴ（コンピューター断層撮影）やＭＲＩ（磁気共鳴コンピューター断層撮影）の検査画像を膨大に観察していてわかったのは、脳の中で最初に老化が始まるのが前頭葉だということです。意欲や創造性、感情、理性などをつかさどる前頭葉の萎縮によって起こるのが、感情の老化です。

感情の老化が怖いのは、意欲の減退によって、身心におよぶ老化全般を加速度的に早めてしまう危険性があるからです。

その意味で、老化を少しでも遅らせようと思ったら、まず取り組むべきは、「感情の老化」を遅らせること。つまり、前頭葉の萎縮をできる限り遅らせることです。

前頭葉の萎縮は脳の老化現象のひとつで、病的なことではありません。年を取れば誰にでも起こることです。生物にとっての必然ですから、萎縮を止めることはできません。

しかし、スピードを遅らせることはできます。それには、その場所を使い続けることです。ちなみに、「使い続ける」は、脳に限らず、あらゆる老いと「闘う」際の基本になります。つまり、日々の生活において、前頭葉をよく使う習慣を実践し続けることで、萎縮のスピードを緩めることができるのです。

では、前頭葉を使うにはどうすればいいのか。そのポイントは、「ルーティン」をできるだけ避けること、です。

ルーティンとは、長年続けてきた仕事や習慣、日々の日課、いつもの行動パターンなどのことです。これらはあまり頭を使わずにできます。そのため、低刺激・低感動の状態になってしまいがちです。そもそも、「低刺激・低感動」というのは、前頭葉を使っていない証拠です。前頭葉をしっかり使うには、驚いたり感動したりと、感情を弾ませることが必須です。

そのためには、日々の生活において、「ルーティンではないこと」をできるだけ体験して、感情を動かしていく。いってみれば、「新しい体験」を日々重ねていくのです。新しい体験には、何が起こるかわかない部分がたくさんあります。その分、体験中は脳をしっかり使います。それが前頭葉にはちょうどよい刺激となります。

「新しい体験」といっても別に「すごいこと」に挑戦する必要はありません。普段やらないことや、未体験なものであれば何でもいいのです。「行ったことのない店でランチをする」「普段は読まない作家の本を読む」。これらも十分に「新しい体験」です。

この章では、「新しい体験」作りのヒントも含め、前頭葉を使い続けるためにお勧めの方法を述べていきます。

ちなみに、「頭を使う」というと、「脳トレ（脳力トレーニング）」を思い浮かべる人も多いと思います。たとえば、計算問題や文章の音読、かな拾いなどです。たしかにこうした脳トレは、トレーニング中、脳の血流量が増えるので、前頭葉の活性化に一定の効果が期待できます。

ただ、「すごく効果がある」というほどではありません。練習した課題の点だけは上がるものの、実際、トレーニングをしなかったさまざまなテストの点数は上がらないことが明らかになっています。「頭を使う」「前頭葉を刺激する」という意味では、脳トレよりも、日常生活で「新しい体験」をし続けるほうが、はるかに効果的です。

さらにいえば、新しい体験のほうがより多角的に脳のいろいろな部分を使うので、脳トレよりも認知症予防として効果が期待できます。

「1日1発見」を日課にする

ここからは、前頭葉を使い続けるための方法を見ていくことにしましょう。

まず、今日からできることです。それは、「1日1発見」を日課にする、です。意識をしていれば、1日1個くらいは確実に何らかの発見はできると思います。

たとえば、毎日のランチが外食という場合、行きつけの店でなく、できるだけ毎回、新しい店を開拓する。これだけで1発見どころか、かなりの数の発見ができるはずです。また、行きつけの店でランチをするにしても、毎回、違うメニューを注文すれば、これまたいろいろな発見があることでしょう。

外食しない人であれば、自宅での食事でいろいろ試してみる、という方法があります。

たとえば、醤油《しょうゆ》をかけるのが習慣になっている食べものに、ソースをかけてみる、マヨネーズをかけてみる、ケチャップをかけてみる……など、いろいろな調味料を試してみると、毎回、新しい味が体験できます。

私自身、以前、いろいろなカップラーメンを買ってきては、味つけ卵やメンマ、のりなど、さまざまな具材をトッピングして楽しむ、ということをやっていました。オーソドックスな具材からはどんどん離れていったので、結果的にはたいがいがまずかったのですが、それでも、毎回、「この具材こそは！」と試してみるのが面白くて、一時期、かなりハマっていました。

こんな具合に、1日に最低でもひとつは、いつもと違うことをすることで、何らかの発見はできます。

そして、このプロセスの多くは、前頭葉がしっかりと働いてくれてこそ、実現可能になります。たとえば、いつもと違うことをするのには意欲が必要です。あれこれ試してみるときには創造力が求められます。体験全体を通して、さまざまな感情が生じてきます。

いかがでしょう。これらはどれも前頭葉が担っている機能ですよね。1日1発見を日課にすることで、こんな具合に、毎日確実に前頭葉を使っていけるのです。

なお、新しい体験であっても、自分が気乗りしないものはやめておいたほうがいいでしょう。面白味を感じないことやストレスを感じるようなことは、かえって前頭葉にマイナスです。「やってみたい」と思ったことにどんどんトライしていってください。

「あれもこれも」やってみる

人間、年を取るに従い、「好み」というのが絞られていきがちです。読む本のジャンルしかり、観るテレビや映画しかり、聴く音楽しかり、食べものしかり、付き合う人間のタイプしかり……。

これを「大人のこだわり」といえばカッコいいのですが、これは実は脳、とくに前頭葉の老化が進んでいる証拠だったりします。つまり、前頭葉が萎縮し始め、若いころのような未知なものへの好奇心が弱くなってきているのです。

また、「好み」のものであれば、裏切られることは滅多にありません。自分と違う意見に出くわしてムカッときたり、自分が正しいと信じていることを否定されて不安になったりということもありません。つまり、「安心できる世界」に浸っていられるのです。

しかし、そうした安心感こそが、実は前頭葉にとっては曲者《くせもの》です。安心しているとき、私たちが受ける刺激は小さいですから、前頭葉もそれほど仕事をしなくて済みます。基本的に、体も脳も使わなければ衰えたり、機能が低下したりしていきます。そのため、好みのジャンルにしか手を出さない生活を続けていれば、前頭葉をさほど使わず、その萎縮を進めてしまうばかりなのです。

なので、前頭葉を刺激し続けようと思うのであれば、「好み」の世界に安住せず、それこそ手当たり次第、いろいろなものを試してみることをお勧めします。

たとえば、読書であれば、これまで読んだことのないジャンルや、自分とは意見の違う著者の本などにもどんどん挑戦してみる。つまり、「濫読《らんどく》」を基本スタイルとしてみてはいかがでしょうか。

未体験のジャンルを垣間《かいま》見ることは、新しい体験になります。また、自分と違う意見とあえて向き合ってみると、意外な発見に出会うこともあります。そうした発見がなかったとしても、頭の中で思考や感情をさまざまに動かすいい機会にはなります。こうしたことはいずれも、前頭葉にとって大きな刺激となり、その老化を防ぐことにつながります。

そのほか、映画好きなら、新作が封切られたらジャンルを問わず、映画館に観に行く。食べることが好きなら、高級な食材からB級グルメまで幅広く手を伸ばしてみる。

こんな具合に、いろいろなことを受け入れられる柔軟性を持ち続けることは、前頭葉の若さを維持し続けるために不可欠だと私は考えています。

「知識」よりも「経験」

前頭葉を萎縮させない方法として、「常に学び続ける」ということも重要です。ただし、若いころのように知識を吸収する、つまり「インプット」中心の学び方は、年を取れば取るほど、意味がないと私は考えています。

なぜなら、インプットだけを一生懸命に行ったところで、前頭葉をさほど使わないからです。ところが、インプット型の学びは、「知識が増えていく」気にさせるので、頭を目一杯使っていると錯覚します。その結果、現状に満足して、知らない間に前頭葉の萎縮が進んでしまう、ということにもなりかねません。

知識吸収型(=インプット型)に代わって私がお勧めしたいのは、「経験型」の学びです。

つまり、いろいろなことを自分で試し、経験しながら、学んでいく、という方法です。

たとえば、江戸時代、隠居後の50歳から天文・暦学を学び始め、その後、55歳から17年かけて日本全土を測量し、初の実測による日本全図の完成の道筋を作った伊能忠敬《いのうただたか》という人物がいます。もし彼の偉業に興味を持ったなら、実際に彼が測量で歩いた道を自分でも辿《たど》ってみるのはどうでしょう。これが私のいう「経験型」の学びです。

つまり、伊能忠敬に関してあれこれ調べて、それを知識として自分の頭の中にインプットするのではなく、彼の「測量の旅」を自分でも実際に体験し、その経験を通じて、さまざまなことを学んでいく、という方法です。

経験型の学びは、「新しい体験」になります。そこで私たちはたくさんの刺激を受け、感情をさまざまに動かし、思考をあれこれめぐらしていきます。つまり、前頭葉をしっかり使っていくことができます。

さらに、経験型の学びで得た知識は、知識吸収型のものよりも、はるかに高い「情報」としての価値を持っていると私は考えています。

今の世の中、個人が蓄積できる知識は量・質とも、ウェブのそれにははるかに及びません。そのため、たとえば伊能忠敬についてかなりの知識を持ち、その蘊蓄《うんちく》を語ったところで、「その程度だったら、ウィキペディアにも出ているし……」と、真剣に聞いてもらえない場合のほうが多いかもしれません。

一方、個人の経験は、その人だけのものです。ありきたりでない、その人独自のユニークな経験であればあるほど、さらにそれらを面白い切り口や語り口で伝えられれば伝えられるほど、情報としての価値も高くなります。まわりの聞く姿勢も、単に知識を披露するときとでは、まったく変わってくるはずです。

たとえば、「伊能忠敬が測量した道を歩く」というのであれば、「あそこのルートはかなりきつかった」とか、「この場所には今はビルが建っていて、通れない」といったことは、実際に歩いたことがある人だからこそ知り得る情報です。そうした内容であれば、興味深く聞いてくれる人も少なくないのではないでしょうか。

ウェブがこれだけ発達した現在、「知識」よりも「経験」のほうが、周囲をはるかに納得させることができると、最近、つくづく感じています。その意味で、これからの世の中では、知識吸収型よりも経験型の学びが重視されるのではないかと思います。

ちなみに、「経験」は、何でもいいと思います。

ラーメン好きだったら、「新しいラーメン屋を開拓し続ける」というのも経験です。パン好きだったら、美味《おい》しいパン屋さん探しにエネルギーを注ぐのも「あり」ですよね。ダム好きだったら、日本全国のダムを制覇するのを目標に、こまめに時間を見つけてダム見学の旅に出てみてはいかがでしょうか。

単に知識を増やすだけでなく、体と頭をどんどん使っていく。これが経験型の学びでの重要なポイントとなります。

インプットよりアウトプット

前項で、シニア以降の学び方として、知識吸収型ではなく、経験型をお勧めしました。さらにもうひとつ、前頭葉を鍛える上でシニア以降の人たちに意識していただきたいのが、「インプット」よりも「アウトプット」に重点を置く、ということです。

なぜなら、アウトプットのほうが、より前頭葉を使うからです。

人間の脳（大脳皮質）は、大きく前頭葉、側頭葉、頭頂葉、後頭葉の４つに分かれていますが、インプット系（＝記憶する）に関わるのは側頭葉です。一方、前頭葉が担っているのは、アウトプット（＝蓄積されている記憶や知識、情報を引っ張り出す）の機能です。

さらに、アウトプットする際には、頭の中の知識や情報を組み立てながら、自分なりの考えを練っていくことになります。こうした作業で重要な役割を果たすのも前頭葉です。

つまり、前頭葉メインのアウトプットに重点を置いたほうが、老化防止としては効果的なわけです。

では、具体的に何をすればいいのでしょうか。

もっとも手っ取り早く始められるのは、「日記をつける」です。日記を書くときには、その日に起こった出来事を「思い出す」という作業があります。これは記憶を引き出すことですから、アウトプットの作業。前頭葉をしっかりと使っていくことができます。

「日記をつける」といっても、きちんとした文章である必要はありません。「今日は何があったっけ？」と記憶を思いめぐらす中で、引っかかった出来事を簡潔に記すだけでもOKです。

たとえば、「通勤で○時ごろの電車に乗ったら、珍しく空いていた。ラッキー！」とか、「○

○さんが今日の打ち合わせで着けていたネクタイ、犬の柄でかわいかった」……など。
日記が3日坊主になりがちなのは、どこかで無理をして頑張ろうとするからです。まずは、「思い出す」ことに重点を置いて、メモ書き1行から始めてみるといいかもしれません。

キモはポジティブなことを心がけて日記をつけることです。眠る前に楽しかったこと、面白かったことを自らの手で書くことによって幸せな気持ちになり、ハッピーエンドで1日を終わらせることができます。副交感神経が高まり、睡眠の質もよくなります。

シニアこそＳＮＳを積極的に活用しよう

もう少しアウトプットのレベルを上げたいと思ったら、ブログやツイッターなどのＳＮＳ、さらにはユーチューブなどの動画サイトで発信する、ということに挑戦してみるのはいかがでしょうか。

この場合、パーソナルな日記と違って、「人に伝える」ということも意識しなくてはなりません。そのため、「どうすればわかりやすく伝えられるか」「興味を持ってもらうにはどうすればいいのか」など、創造性を駆使する必要があり、前頭葉の働きも高度かつ複雑なものになっていきます。当然、日記をつける以上に前頭葉の強化が期待できるわけです。「そういわれても、発信する『ネタ』がない」とおっしゃる方もいるでしょう。ただ、当面の目標は「感情の老化防止」であり、ビジネスにするとか、たくさんのフォロワーを獲得することが第一の目的・目標ではありません。ですから、ネタは何でもいいと思います。

それこそ、前項で述べた「経験」を発信するのもひとつの手だと思います。伊能忠敬の測量の道を辿った旅記録は、興味を持って読んでくれる人も多そうですよね。ラーメンやパンに特化した店舗情報も、同じラーメン好きやパン好きにはありがたいと思います。「経験」は、その内容次第では、「情報」としてかなりの価値を持つこともあります。そうした「情報」を発信することは、「経験」&「アウトプット」のダブルで前頭葉が鍛えられるだけでなく、場合によっては人気の「ブロガー」や「ユーチューバー」になれる可能性もないとはいい切れません。

ちなみに、知識吸収型で蓄積した知識も、「誰かに披露する」というところまで行けば、それはアウトプットです。前頭葉を使います。「聞き手に興味を持ってもらう」ということを意識して話す内容を組み立てられれば、さらに前頭葉の強化になります。なので、本を読んだり、映画を観たりなど、どちらかというと知識吸収型の学びが得意という方は、常にそれをどうアウトプットしていくのかを意識していくといいと思います。

今やスマホひとつで、すぐにでも膨大な知識・情報にアクセスができます。「物知り」であることの社会的な優位性がなくなりつつあるのです。こうした時代において求められるのは、知識・情報をどう「加工」するかのスキルではないでしょうか。どれだけ独特の解釈やユニークな視点、面白い切り口で加工できるか。そうしたところで、頭の良し悪しが測られるといっても過言ではないと思います。

アウトプットを積極的に行っていくことは、そうしたスキルを鍛える絶好の機会です。年齢を重ねれば重ねるほど、経験も知識も増えていきます。それらを独自に加工し、面白く語れる人。これからの人生は、そんなタイプの人を目指してみてはいかがでしょうか。

人との会話は最高の「脳トレ」

高齢者ともなるとどうしても人付き合いが億劫になってきます。とくに男性の場合は男性ホルモンの減少により、その傾向が顕著になっていきます。人との付き合いは保っていきたいものです。

まずは、人と会うための外出を積極的にしていきましょう。家にいるときよりも、外を出歩いているときのほうが、入ってくる情報も、得られる刺激も膨大です。体も動かしますし、五感も使います。前頭葉も含めて脳全体をフル稼働させることができます。

人とのおしゃべりはインプットとアウトプットの繰り返しですから、前頭葉だけでなく脳全体をフル稼働させることができます。対人コミュニケーションは最高の「脳トレ」だと私は思っています。

そして、ここでも前々項の日記と同じようにポジティブな会話を心がけたいものです。「何かいいことない？」ではなくて、「最近、面白かったことは何？」といい合えるようにできるといいと思います。日々の出来事のほんの些細《ささい》なことで構いません。読んだ本が最高に面白かった、ジムで好みの女性を見かけた、初めて行った店で食べたものが絶品だった……などなど、見つけようと思えば、いくつかは出てくるものです。そういうハッピーな会話は盛り上がりますし、暗い方向に行きようがありません。シニアになって愚痴ばかりの会話なんてつまらないものですし、まわりからも煙たがられます。

もっとも新型コロナの感染拡大以降は、外出を控えるシニア世代も少なくありません。これによって、ガクッと老け込んでしまった高齢者を私はたくさん知っています。引きこもりがちで人ともあまり会わない生活は、心身ともに衰えを招き、うつ病や認知症にもつながりかねない、シニア世代にとっては一番避けたい状況です。

老年医学に長年携わっている私としては、恐れすぎず、できるだけ三密を避ける形で外出の習慣は続けていただきたいと思っています。外出を自粛する場合でも、何もかもいっせいにやめてしまうのではなく、家で運動をする、リモートで人と会うなど、自分を衰えさせない対策を取ってください。

シニア世代にとっては続けることが何より大事なのです。

ただし、現役時代のように「馬の合わない人とも付き合う」必要はありません。八方美人になる必要はもうないのです。好きな相手、気の合う仲間だけと交流すればいいのです。そうでないと人付き合いが苦行のようなものになってしまい、どんどん外に出るのが億劫になっていくだけです。よく、会話のNGワードに「野球、政治、宗教」というものが挙げられますが、年を取ったらもう気にする必要などありません。気の合う仲間と好きな話題で好きなだけ話をすればいいのです。仮に意見の相違があったとしても、気の合う仲間たちならば、「それはそれ、これはこれ」として受け流してくれるはずです。

それでも険悪になってしまうような相手ならば、さっさと別の友人に乗り換えましょう。人付き合いが老化防止に役立つとはいっても、嫌いな人相手に無理やりご機嫌を取ってストレスをため込んでは元も子もありません。ストレスが万病のもとであることは、みなさん、ご存じの通りです。

年を取れば取るほど、一流のものを

「感情の老化」が進むと、感受性も鈍くなっていきます。というのも、前頭葉の機能が衰えていくため、弱い刺激だけでは前頭葉が反応しにくくなるからです。一般的な傾向として、年を取れば取るほど、ちょっとのことでは、感動したり、喜んだり、悲しんだりできなくなっていきます。

ただ、前頭葉の衰えによって感情のコントロール機能が低下すると、激高しやすくなったり、気持ちが不安定になったりということは出てきます。「年を取ると涙もろくなる」

というのもそれですが、これは感受性とはまた別の話です。

若い娘さんを指していう「箸が転んでもおかしい年ごろ」という慣用句がありますが、前頭葉がまだ若々しいころは、それこそ箸が転んでも笑えます。それが「若さの特権」です。

ところが、年を取ると、ちょっとしたことでは感情は動きません。たとえば、観光にしても、若いころなら東京タワーを見ただけで感激できたかもしれませんが、年を取るとエジプトでピラミッドを見るくらいの強い刺激がないと感激できなくなるのが一般的です。これは「経験知が増えたから」という側面もあると思いますが、一方で、前頭葉の萎縮が始まっているからという事実も否定できないでしょう。

鈍くなりつつある感受性に喝を入れるには、感動したり、驚いたり、楽しんだりと、さまざまな感情を動かしていくことが必要ですが、一方で、年を取るとそう簡単には感情が動かなくなるという問題があります。このジレンマを解決するには、自分の感情が動くくらい「強い刺激」を与えてあげるしかありません。

その意味で、年を取れば取るほど、「一流のもの」や「本物」に触れることが大切になっていくと思います。質の高い美味しいものを食べ、素晴らしい芸術に触れ、本物のおもてなしを体験できる旅行をし……という具合です。

たとえば、コンサートホールで一流のオーケストラが奏でる生の音は、やはりCDで聴くそれとは質が違います。体じゅうに音が響いてくるような感覚は「ライブ」だからこそ味わえる体験でしょう。また、昨今のお笑い番組では笑えないというのでしたら、寄席《よせ》に行ったり、一流のコメディアンの喜劇を観に行ったりするのもいいでしょう。

もちろん、「一流のもの」や「本物」を体験するには、お金がかかる場合が多々あります。ただ、そうしょっちゅうである必要はないのです。何事も慣れれば感動が薄まっていきますから、むしろ「ときどき奮発する」くらいのほうが、前頭葉を鍛える効果は高いかもしれません。日々の生活の「アクセント」として、ここぞというときに「一流のもの」を取り入れていくのがいいでしょう。

「予測できないこと」を楽しむ

前頭葉を活性化させることにおいて、「予測できないこと」というのも、ひとつのキーワードになります。

たとえば、株取引（株トレード）です。株価は上がったり下がったりします。その上下の動きには、会社の業績だけでなく、国際情勢や国の金融政策、投資家心理などさまざまな要素が絡み、株式投資のプロでも確実に読み取ることはできません。つまり、「予測がしにくいもの」なわけです。

株取引の場合、そのように予測がしにくい中でも、利益を得るため、あるいは損をしないために、さまざまな状況を分析して、株価の動きを読み取ろうとします。それでもなお不確実性が残るという意味では、かなり頭を使う、「考えるギャンブル」ともいえます。これは感情の老化防止だけでなく、脳全体の老化防止にも有用です。

同じように、「考えるギャンブル」としては「競馬」もお勧めです。こちらも、血統を調べたり、馬場の状況を見たり、馬や騎手の調子を観察したり、その相性を予測したりと、かなり頭を使います。しかも、株取引以上に予測がしにくい面もありますから、前頭葉を刺激する効果は株以上かもしれません。

実際、第1章でも紹介したように、数多くの老人施設では、麻雀が推奨されていて、相手の手を読んだり読まれたりという予測不能のゲームを楽しみながら脳の活性化を図っています。

そのほかには、「予定を決めないぶらぶら旅」というのもよさそうです。予定をどの程度まで「決めない」のかは、そのときの気分次第でいいと思います。たとえば、泊まる宿だけは事前に予約しておくとか、まったくのノープランで旅に出るとか。

旅先では何が起こるかわかりません。まさに予測不可能。そんなドキドキワクワク感が前頭葉にとってはほどよい刺激となってくれるはずです。

第5章
高齢期をよりよく生きるために

がんの治療はどこまでするか

１９８０年代以降、日本人の死因のトップは常にがんで、日本人の2人に1人ががんになり、3人に1人ががんで亡くなるといわれています。

がん発症のメカニズムとして、現在もっとも有力な仮説のひとつが、「出来損ないの細胞（ミスコピーされた細胞）」が、数十年をかけて「がん」になっていく、というものですが、この出来損ないの細胞を撃退する免疫機能は、年を取るに従い落ちていきます。そのため、年を取れば取るほど、がんにもなりやすくなるわけです。私は、がんも認知症と同様、老化現象のひとつと考えています。

実際、私が勤務していた浴風会という病院の剖検結果を見た限り、80代になれば、多くの人が体のどこかにがんを持っているもので、そのがんが死因にならないことが大半です。

シニア世代の場合、若い世代以上に、「がんの治療をどこまでするのか」という悩みもあると思います。

高齢になるに従い、一般的な傾向としてがんの進行は遅くなります。

そもそもがんというのは基本的に、「急に亡くなる」という病気ではありません。自覚症状についても、多くの場合、「末期」と呼ばれる段階になるまであまり出ません。だからこそ、「手遅れ」という状況になるまで、がんであることがわからないというケースが多いともいえます。こうしたことは、がんという病気の大きな特徴だと私は考えています。

そして、これは別の視点で見てみると、そのまま治療をしなくても、最後の数カ月を除けば、これまで通りの生活が意外とできていたりするということです。

実際、高齢の患者さんたちを見ても、がんであることがわかっても、「もう年だから、いいか」と、手術をしたり、抗がん剤を投与したりといった治療をしない人もいらっしゃいます。そうした人たちが、がんを体に持ったまま、普段の生活を続けられているケースもあります。

たとえば、私が勤務する病院でうつ症状で受診された80代後半の女性のケースですが、乳がんが発見されたものの、家族が主治医と相談して、本人に内緒にしてそのままにすることにしました。がんが見つかったときには、かなり進行していたようですが、発見から5年経《た》った今もとくに生活に支障なく過ごされています。

高齢になっての手術は、体への負担も若いころに比べてかなり大きくなります。たとえば、胃がんの手術で胃を摘出し、その後、転移もないというケースであっても、胃を摘出すれば、栄養状態は悪くなります。これは若い人でも同じですが、若い人以上に消化・吸収機能が衰えている高齢者にとっては、より問題は深刻です。実際、胃の摘出でがんを体から取り除けたものの、栄養不良でどんどん元気がなくなっていく高齢者は結構います。

このことは胃に限らずいえることで、臓器の摘出部分が大きいほど、当然、その機能が低下しますから、元気はなくなります。手術によってがんは取り除けても、その後、すっかり元気を失い、ＱＯＬ（生活の質）がガクンと下がってしまうことは、高齢者には十分に起こり得ることなのです。高齢者にとっては、手術という選択も良し悪しなのです。

「笑い」で、脳も免疫力も元気をキープ

私たちの体では、健康な人でも、1日に3000～5000個のがん細胞が生まれているといわれています。それでも全員ががんになるわけではないのは、免疫細胞のひとつであるＮＫ（ナチュラルキラー）細胞ががん化した細胞を攻撃し、殺してくれるからです。Ｎ

K細胞の活動が活発な人ほど、がんを発症しにくいといえます。

そして、そのNK細胞の働きに大きく影響しているのが、精神状態です。ストレスが多くなるとNK細胞の働きは低下し、逆に毎日を楽しんでいるとその働きは活性化します。とくにNK細胞活性化のカギを握っているといわれているのが、「笑い」です。さまざまな調査研究で「笑った後にNK細胞の数が増えた」というデータが出ています。

つまり、笑うことは、インフルエンザなどの感染症やがんの予防につながるわけです。

笑うことの効果はそれだけではありません。

笑うと自律神経の副交感神経が優位になるため、体全体がリラックスします。その結果、血圧が下がったり、肩こりが緩和したりする、ということが報告されています。ある実験結果では、笑った後に血糖値の上昇が大幅に抑えられることも明らかになっています。

また、笑いの効果は脳にも及びます。笑うことで、前頭葉や後頭葉の血流が増えることがわかっています。血液量が増えるということは、脳の働きが活性化することです。つまり、笑うことで頭の働きもよくなるわけです。

逆に、ある研究では、ほぼ毎日笑う人に比べて、ほとんど笑わない人の認知機能が低下する割合は、2・15倍も高いという結果になったそうです。シニア世代にとっては、認知症予防のためにも、生活の中でできるだけたくさん笑ったほうがよさそうですよね。

ただ、問題は年を取れば取るほど、笑いのハードルが高くなる、ということです。

理由は第4章で述べた通りで、前頭葉が萎縮し、感情の老化が進むからです。その結果、若いころは箸が転んでも笑えたりしたものが、年を取ると、たいていの人は箸が転んだくらいでは笑えなくなります。

したがって、シニア世代が笑える生活を送るには、それなりに努力する必要があります。昔の漫才で大爆笑できるのなら、そうした往年の漫才名場面を扱ったＤＶＤを買って観るのもいいでしょう。ユーチューブなどでも、昔なつかしい漫才の動画が見られたりします。また、実際に寄席《よせ》に足を運ぶなどして、本物の芸に触れるのもお勧めです。

会えばたくさんの笑いが起こるような仲間との付き合いも、「笑いのある生活」の重要な要素になります。とくに学生時代の友人などの場合、若かりしころの失敗談や思い出話などネタには困りません。現役時代は仕事で忙しく、同窓会などにも疎遠であったとしても、お互いに、会えば昔に戻り、くだらない話で数時間などあっという間に経ってしまいます。心にも体にもいいと思います。

動脈硬化予防とがん予防は真逆である

がん予防の柱となるのは、免疫機能をアップさせるためにも、たくさん笑う生活を続けることです。そのためには、自分がしたいことを我慢せず、日々の生活を楽しむのがいいのですが、実はここでひとつ問題が生じます。「したいこと」最優先の生活は、一方で、心疾患や脳血管疾患のリスクを高めてしまう、ということです。

たとえば、食事にしても、「食べたいものを食べる」という食生活は、幸せな気分にさせてくれて、NK細胞を活性化させそうですが、糖質や脂質の摂りすぎで動脈硬化が進むリスクはやはりあります。動脈硬化が進めば、心疾患や脳血管疾患の発症リスクはどんどん高くなっていきます。

心疾患や脳血管疾患を予防するには、規則正しい生活、適度な運動、バランスの取れた食生活などの実践が求められますから、日々の生活においてある程度「我慢」することが必要です。一方で、「我慢、我慢……」の生活を送れば、楽しみは少なくなりがちです。

そうなると、ストレスでNK細胞が不活発になり、がんになりやすくなってしまいます。まさに、ジレンマ状態です。

心疾患や脳血管疾患は、がんに続く日本人の死因の2位と3位ですから、がんとともに注意したい病気です。ところが、「がん」と「心疾患・脳血管疾患」の予防方法は、こんな具合に真逆の関係にあるのです。いってみれば、「こっちを取ると、こっちが成り立たなくなる」というトレードオフの関係です。

となると、究極的には、「がんで死ぬのと、心疾患や脳血管疾患で死ぬのと、どちらがいいのだろう」と自分なりに検討して、どちらの予防を優先するかを選択せざるを得ません。ただし、日本は欧米と比べて、圧倒的に動脈硬化性の疾患で亡くなる方が少ないのも確かです。

ちなみに、心疾患の場合、突然死になるケースが多いといえますが、がんはその逆で闘病生活の時間がそれなりにあります。その意味で、両者の大きな違いとして「死ぬ準備」ができるか否か、ということが挙げられるでしょう。

ただし、両者を両立させる方法がまったくないわけでもありません。がん予防を優先させつつ、定期的に心臓ドックや脳ドックを受診すれば、そこで心疾患や脳血管疾患を早期に発見することができます。そうすれば、大事に至る前に治療をすることが可能です。

私の場合、まさにこれです。「人生を楽しみたい」という思いが人一倍強いので、生活習慣であまり我慢をしたくありません。ただ、心疾患での「突然死」はちょっと避けたい。そこで、5年に1回とか3年に1回といった頻度で定期的に心臓ドックと脳ドックを受けています。

今のところ、これらのドックで異常は見つかっていませんが、万が一、何らかの異常が見つかったら即治療をし、心疾患・脳血管疾患での突然死を回避しようと考えています。

「ちょい太」が最高

先ほど、私自身は「人生を存分に楽しみたい」ので、健康管理においては心疾患・脳血管疾患予防よりもがん予防を優先していると述べました。読者の中にも私と同じような考えの人がいるのではないでしょうか。

そうした方々に、ちょっとだけ気持ちが楽になる情報をお届けしましょう。

それは、日本の健康診断の「基準値」は、あまり当てにならない、ということです。

実際、国内外のさまざまな調査・研究で、「基準値」からややズレている人のほうが長生きしているというデータがいくつも示されています。

たとえば、コレステロール値ですが、東京都小金井市で70歳の人を対象に10年かけて行われた「総コレステロール値と生存率の関連」を調べる調査では、もっとも長生きしたのは、男女とも基準値よりもやや高めの総コレステロール値の人たちでした。

具体的な数字を示すと、もっとも長生きしたのは、男性で総コレステロール値が190～219㎎／dℓ、女性で220～249㎎／dℓの人たちです。ちなみに、一般的に「異常なし」とされる総コレステロール値は140～199㎎／dℓです。

逆に、この調査でもっとも死亡率が高かったのが、もっとも総コレステロール値が低かったグループの人たちです（男性で169㎎／dℓ未満、女性で194㎎／dℓ未満）。

総コレステロール値は低いのが「よし」とされがちですが、そんなことは決してないことをこの調査結果は教えてくれています。

また、肥満や低体重の判定に用いられるＢＭＩ（ボディ・マス指数／体重〈kg〉÷身長〈m〉

の2乗）でも、似たような調査結果があります。

厚生労働省および日本肥満学会が設定しているＢＭＩの基準値は18・５以上25未満で、これ以上だと「肥満」という判定になります。プロスポーツ選手はほとんど「肥満」ということになってしまいます。ところが、同じく厚生労働省の研究班が40代を対象に行った研究（ＢＭＩと平均余命の関連を調べたもの）では、「肥満（肥満1度：太り気味）」（ＢＭＩ25以上30未満）に分類される人がもっとも寿命が長いという結果になったのです。もっとも寿命が短かったのは、基準値でいえば、「やせ」に分類される人たち（ＢＭＩ18・５未満）でした。何とやや肥満の人より６～８年短命でした。

つまり、男女とも、コレステロール値がやや高めで、ちょっと太めくらいの人のほうが、長生きしやすい、ということです。

そもそも日本の健康診断等で使用される「基準値」のほとんどは、あやふやなところで作られているといっても過言ではありません。

基準値の多くは基本的に、「健康」とされる人たち数百人に検査を行い、その検査データから上下２・５％の人のデータを除外した95％の人の最高値と最低値の範囲で設定されます。つまり、基準値とは、結局のところ、たくさんの人の「平均値」なわけです。そのため、基準値から外れているということは、単に「平均からズレている」という程度のものなのです。高齢になればズレるのはむしろ当たり前のことです。

中には、将来における心疾患や脳血管疾患などの生活習慣病の発症リスクに関するさまざまな調査結果をベースに設定されている基準値もあります（主に血圧や血糖値など）。

そうしたものについては、発症リスクにおいて、ある程度、明確なエビデンス（科学的根拠）は存在しているといえます。ただ、それらの調査データのほとんどは、海外で行われたもので、日本人を対象にして確認されたデータではありません。その意味で、そこで示される基準値をそのまま「日本人」に当てはめてしまっていいのか、私は疑問に感じています。

こうした現状を踏まえると、「基準値」から大幅にズレている場合は別として、多少ズレたからといって、さほど慌てる必要はないのではないかと思います。

もっといえば、高齢者の場合、健康診断の数値がいいのに、ある日突然、心筋梗塞や脳梗塞で倒れて亡くなるというケースは意外とあります。後述しますが、高齢者になれば、誰にでも程度の差こそあれ動脈硬化は起こっていますから、コレステロール値や血圧、血糖値などが基準値の範囲内でも、こうしたことは起こり得るのです。

「基準値から外れている＝異常」ではないのと同じように、「基準値の範囲内＝健康」とは必ずしもいえません（その意味でも、定期的な心臓ドックや脳ドックの受診は大切だと思います）。

基準値は今後の健康状態を見る「目安」くらいに考えて、過度に意識しすぎないことが、何歳になっても元気で若々しくいるためには重要なのではないかと私は考えています。

高齢になれば誰でも動脈硬化が起こっている

健康診断の数値で多くの人が気にしている項目に、「血圧」や「血糖値」があります。これについても触れておきましょう。

実は、年を取れば取るほど、血圧や血糖値が高くなっていくのは、人間の体の仕組みとして当然のことです。

なぜなら、加齢とともに、誰の血管でも程度の差こそあれ、確実に動脈硬化（動脈にコレステロール等が蓄積し、血管の壁が厚くなったり、硬くなったりすること）が進んでいくからです。

健康診断でとくに問題が指摘されないと、「自分の血管では動脈硬化は起こっていない」と思い込んでいる人も少なくないようですが、実はそんなことはないのです。

そして、動脈硬化の進んだ血管では血液は流れにくくなります（壁が厚くなり、血液の通り道が狭くなるのですから当然です）。そのため、血液をスムーズに流していくために、どうしても血圧を上げるしかありません。

また、血管の壁が厚くなれば、その分、体の臓器や器官に酸素や栄養素を運びづらくなります。体のエネルギー源である糖質もしかりです。そこで、糖質をしっかり全身に運んでいくために、血液中の糖質（血糖値）も高くせざるを得ないのです。

こうした体のメカニズムのために、高齢になるに従い、血圧も血糖値も若いころよりは高くなっていく、というわけです。現在、日本高血圧学会の基準によれば、収縮期血圧（最高血圧）は１３０㎜Hg未満、拡張期血圧（最低血圧）は80㎜Hg未満となっていますが、これらの数値をクリアしている高齢者が少数派なのは確かです。

かくいう私も血圧が高くて降圧剤を処方されています。薬を飲んで１７０㎜Hgくらいでコントロールしていますが、服薬していなければ２００㎜Hgを超えます。高血圧になると、心臓に負担がかかり、心肥大が進むと心不全のリスクがあることから降圧剤を飲んでいるわけですが、私は基準を超えた今の数値ぐらいが、一番調子がよいのです。

かつて、治療を開始した当時は何とか基準値にまで落とそうと試みたこともありました。しかし、そこまで落としてしまうと頭がボーッとして仕事に支障をきたしてしまったのです。そこで降圧剤の量を多少控え、現在の数値に落ち着いたというわけです。血糖値についてもインスリンも薬も使わず高めでコントロールしています。

だからこそ、動脈硬化が進む中でも、体のバランスをある程度保つことができ、年齢相応以上に元気に過ごすことができているともいえるのです。

実際、私自身が長年、高齢者の人たちを見てきた印象として、年を取れば取るほど、血圧や血糖値がやや高めの人のほうが血色もよく、元気です。

ところが、血圧や血糖値が基準値よりも高い場合、医師などからは、それを下げて、できるだけ基準値に近づけることを勧められます。そこで多くの人が、そのための薬を服用したり、食生活や生活習慣を見直したり、軽めの運動を始めたりするわけです。

また私の話に戻って恐縮ですが、心臓の検査を受けても心肥大は以前より改善されていますし、調子も悪くありません。数値に一喜一憂することはありません。年を取ったら高血圧になるのは当たり前と考えて、薬で無理やり正常値に落とそうなどと考える必要はないのです。

「糖質オフ」は脳の老化を早めかねない

シニア以降になると、「血糖値（血液中のブドウ糖の濃度）が高い」と健康診断等で指摘され、糖尿病予防として糖質（ブドウ糖、果糖、オリゴ糖、デンプンなど）の摂取量を制限する糖質オフの食生活に取り組んでいる方もいらっしゃるでしょう。また、糖尿病予備軍ではないものの、ダイエットとして糖質制限を実践されている方もいると思います。

しかし、私は糖質オフの食生活には懐疑的です。理由のひとつは、脳へのダメージです。人間の脳を動かすエネルギー源となるのはブドウ糖しかありません。そのためブドウ糖の供給が不足すると、脳の働きは低下します。たとえば、朝ご飯抜きだと、その日1日、頭の働きが鈍くなったりしませんか？　それはブドウ糖が足りず、脳がエネルギー不足の状態になっているからです。

さらに怖いのが、血糖値が下がりすぎて低血糖の状態になることです。低血糖の状態になると、手指のふるえや冷や汗、動悸《どうき》といった症状に始まり、次第に強い疲労感や集中力の低下、めまい、頭痛などが生じてきます。重篤化すると意識がもうろうとしてきて、ひどい場合、昏睡《こんすい》状態に陥ることもあります。

こうした症状は、糖尿病を治療中の患者さんなどにも見られ、血糖値を下げすぎることの害として問題になっています。重症の低血糖は脳の神経細胞にダメージを与え、認知症の発症リスクがおよそ2倍になるとの報告もあります。

脳や体へのダメージを避けるためにも、とくに制限が必要でない限り、糖質は日々の食生活できちんと摂ったほうがいいというのが私の考えです。

ただし、摂りすぎがよくないのは確かです。一説には、糖尿病だけでなく、体や脳の老化を進める原因にもなり、認知症の発症リスクを高める可能性も指摘されています。これは、糖質を摂りすぎることで、アルツハイマー型認知症の原因となるアミロイドβ《ベータ》というたんぱく質が脳内に蓄積されやすくなるとされているからです。

その説でいわれる仕組みは、インスリン分解酵素と関係しています。私たちの体は、食後に血糖値が上昇しますが、それを下げる働きをするのが、すい臓から分泌されるインスリンというホルモンです。分泌されたインスリンは、その後、インスリン分解酵素によって分解されますが、この酵素には、アミロイドβを分解する働きもあります。

そのため、糖質の摂りすぎによってインスリンの分泌量が増えてしまうと、その分解にインスリン分解酵素が使われてしまい、アミロイドβの分解にまで回りづらくなります。その結果、アミロイドβが蓄積しやすくなり、アルツハイマー型認知症の発症リスクを高めてしまう、というわけです。

また、私たちの体内で生成されるホモシステインという物質は、血液中に増加すると、動脈硬化を引き起こし、脳卒中や心血管疾患のリスクを高めるほか、アルツハイマー型認知症の発症にも関与しているとされています。

ホモシステインは必須アミノ酸のひとつであるメチオニンが代謝される際に生成される物質であり、その発生自体をなくすことはできません。ただ、ビタミンB群によって代謝を促し無害な物質に変えることはできます。そのため、日々の食事でビタミンB群（葉酸、ビタミンB6、ビタミンB12など）を含んだ食品（レバー、ほうれん草、ブロッコリー、枝豆、焼きのり、魚介類など）をしっかり摂っていれば、ホモシステインによる動脈硬化や、認知症の発症リスクを抑える効果が期待できるわけです。

ただ、ビタミンB群も糖質の代謝にも関わっているため、糖質を摂りすぎてしまえば、ホモシステインの無害化にまでビタミンB群が回らなくなってしまうといいます。

私は浴風会病院勤務時代、糖尿病の人のほうが認知症になりにくかったのを見てきていますから、これらの説に懐疑的ですが、このように、糖質の摂りすぎは、重大な病気を招く危険因子をため込むことにつながると主張する人はいます。糖尿病によってアルツハイマー型認知症の発症リスクが2倍になるという研究もあります。

一方で、私が勤務していた浴風会病院で亡くなられた高齢者の方々の死亡解剖を2年にわたって行ったところ、糖尿病ではない人のほうが糖尿病の人よりも3倍、アルツハイマー型認知症になりやすかったのです。どちらを信じるかはお任せしますが、前者の研究はマウスを使った動物実験によるものだということは明記しておくべきでしょう。

糖質を多く含む食品の主なものを挙げると、米、パン、麺類、果物、イモ類などです。こうした食品は日々の食生活で積極的に摂っていくことが大切だと私は考えています。

「足し算の医療」

今の日本の医療では、「高い」ことや「多い」ことによる害ばかりをいいます。コレステロールしかり、血圧しかり、血糖値しかり。食生活でもそうです。脂質が多い（高い）、塩分が多い（高い）、糖質が多い……などなど。

そのため、医師たちは「○○が高いから、下げろ」とか「△△が多いから、減らせ」といった話を散々します。「血圧を下げろ」「ダイエットをしましょう」「塩分を控えめにしましょう」という具合です。

いってみれば、「引いていく医学（引き算の医療）」です。

しかし、高齢者の場合、やたらと下げてしまうのは危険です。たとえば、臨床の現場で高齢者を診ていて感じるのは、「血圧が高いから下げろ」「血糖値が高いから下げろ」「コレステロールが高いから下げろ」と、これらを忠実にやりすぎると、かえって活力を落としてしまう、ということです。

人間の体というのは、だいたいのことにおいて、「低い」ときより「高い」ときのほうが、元気があります。たとえば、低血圧の人より高血圧の人のほうが基本的には元気だったりします。

一方で、人間の体においては「低すぎ」の状態が続くと、命にも関わってきます。たとえば、低血糖症や低ナトリウム血症（血液中のナトリウム濃度が低下すること）などは、死に至ることもあります。

高齢者に対する医療では、こうした「低い」ことの害をもっといっていったほうがいいと私は考えています。しかし、日本の医師でそういうことをいう人はあまりいません。だからこそ私は、そうした日本のシニア医療の現状に一石を投じたいと思い、現在、「足し算の医療」というものを提唱しています。

これは、「〇〇が低いから、足していきましょう」という具合に、性ホルモンやセロトニンなど、足りないものを「補充」することをメインにした医療のことです。あるいは、足りない栄養素をサプリで補充することです。

すでに私のクリニックで実施しています。そして、「足していく」治療によって、活力がアップしたり、若々しさを取り戻したりといった高齢の患者さんが数多くいます。年を取れば取るほど、「引き算の医療」よりも、こうした「足し算の医療」に意識を向けたほうが、毎日がよりポジティブなものになっていくのではないでしょうか。

健康は自分の体に訊く

自分の体の中の状態を、自分の目で見ることはできません。だからこそ、健康診断やがん検診、心臓ドック、脳ドックなどを受けて、検査データや検査画像で、今の自分の「現状」を確認するわけですよね。

健康を維持する上で、そうしたチェックを定期的に行うことは大切です。そして、それと同時に習慣化することをお勧めしたいのが、「自分の体に訊《き》く」ということです。

医学はいつの時代でも発展途上です。今の医学よりも、5年後、10年後の医学のほうが確実に進歩しています。そのとき、今の医学界で支持を得ている学説や治療法などが「間違っていました」となることもあり得ます。逆に今は誰からも見向きもされない説や、「間違っている」と否定されている考え方などが、「実は正しかった」となることも十分にあり得ます。

たとえば、ひと昔前の乳がんの手術では、乳頭・乳輪・乳房をすべて切除する方法が主流でした。それは、「乳がん治療では、乳房をすべて切除しないと、がんが転移する」という説が多くの医師たちから信じられていたからです。ところが、現在は「乳房温存療法」といって、切除する部分を最小限にして乳房をできるだけ温存する方法が、乳がんで手術する場合の主流になっています。つまり、すべて切除しなくても、転移は避けられるのです。

食品でいえば「マーガリン」が、今と昔とではまったく評価が異なっているものの代表例でしょう。

1960年代、動物由来のバターが「体によくない」とされる一方、植物性油から作られるマーガリンがヘルシーな油としてもてはやされるようになります。ところが、現在は、マーガリンに含まれるトランス脂肪酸が心疾患のリスクを高めることが指摘され、「マーガリン＝健康に悪い」というのが定説になっています。

このように、医学の常識や健康の常識といったものは、どんどん変化していくのが常です。「今」の常識が「100%正しい」ということは決してなく、5年後、10年後には、新しい常識に書き替えられていることは十分にあり得るのです。

だからこそ私は、みなさんに、自分の健康を管理する上で「自分の体に訊く」ということをお勧めしたいのです。

「体に訊く」とは、日々の自分の体調にきちんと目を向け、その状態をしっかりと感じ取る、ということです。もっとわかりやすくいうならば、日々の自覚症状に注目する、ということです。

「体の声」は、意外と当てになります。

たとえば食生活でも、食べた後の自分の状態を観察することを続けていると、自分にとって体にいい食べものとそうでない食べもの、適量、食べるタイミングといったものが、だんだんと見えてきます。

食べた後に胃がもたれたり、具合が悪くなったりするのであれば、そのときに食べた量は明らかにあなたにとっては多すぎだったのでしょう。あるいは、体に合わない食べものだったのかもしれません。お酒を飲んだ翌日、二日酔いになったのならば、おそらくは飲みすぎです。

そんな具合に、体が発する「声」に耳を傾けて、自分の体にとって「いい」ものと「よくないもの」を見極めていくのです。

一般的にいわれる「体にいいこと」「体によくないこと」を忠実に守るよりも、自分の感覚でそれを把握し、健康を管理していったほうが、自分でも納得しやすいと思います。また、「体調がいい」と感じられる時間も増えるのではないでしょうか。

そもそも、さまざまな研究調査などで示される「エビデンス」とは、あくまでも統計上のものです。100人いたら100人すべてに当てはまるわけではありません。

たとえば先述した東京・小金井市で行われたコレステロール値の研究は、「各コレステロール値のグループ内で、何パーセントが10年後も生存していたか」を調査したものです。その中でもっとも生存率が高かったグループでは、10年後も生存していたのは約78％の人たちです。残りの約22％は亡くなっていたわけです。

そして、もしあなたのコレステロール値がこのグループ（男性で190～219㎎／dℓ、女性で220～249㎎／dℓ）に属していたとしても、あなたが10年後も生存していた約78％

に入るかはわかりません。残りの22％に入る可能性もあります。

このことからわかるのは、どんな薬でも、どんな治療法でも、どんな健康法でも、「効果あり」のエビデンスがあるからといって、それが万人にとって当てはまるわけではない、ということです。

だからこそ、自分の体の声に耳を傾けることが大事だと私は思うのです。

「エビデンスあり」といわれる方法をとりあえず試してみて、自分の体の声を訊いてみる。そして、それが自分に合わないようだったら、別のやり方に変えてみる。こうした「自分の体の声」を基準にしたトライ&エラーで自分の健康を管理していくのがよいのではないでしょうか。

数年後、数十年後の医学や技術の進歩に期待しよう

医学というのは、常に発展途上です。「今」の医学より、5年後、10年後、20年後の医学のほうが確実に進歩しています。

そのため、自分の健康管理において、「将来の医学に期待する」というのがあってもい

いと思います。

実際、今の世の中、医学に限らず、多くの分野で、その進歩のスピードは私たちの想像を超えるものとなっています。

いい例がスマートフォンです。今やスマートフォンひとつで、電話やメールどころか、ウェブでの調べもの、スケジュール管理、支払い、健康管理、ゲーム、読書、テレビや動画・音楽の視聴、翻訳・通訳など、何でもできてしまいます。

30年前、つまり、現在、60代や50代、40代の人たちが、30代、20代、10代だったころ、30年後にこんなすごいものが登場しているなんて想像もできなかったと思います。

そして、こうした想像もつかないような進歩は、「医学」においても起こり得ます。今の私たちが「そんな治療は不可能だ」と思うようなことも、「可能」になっている可能性はあるのです。

私がとくに将来の医療において期待しているのが、ゲノム医療とｉＰＳ細胞を使った再生医療です。

まずゲノム医療から見ていきましょう。

ゲノムとは、私たちの体を作る「設計図」のようなもので、一人ひとり異なっています。そして、一人ひとり体の「設計図」が異なるからこそ、生活習慣や食生活、運動習慣などがほぼ同じであっても、「なりやすい病気」「なりにくい病気」といったものがそれぞれに出てきます。

たとえば、長期に渡って喫煙を続ければ、多くの場合で肺がんのリスクは高まりますが、中には肺がんになりにくい人もいます。実際、タバコを吸い続けて百寿者になる人もたくさんいます。また、生活習慣にはかなり気を遣っているにもかかわらず、動脈硬化が進みやすい人もいます。

こうした一人ひとりで異なる遺伝子情報に注目し、個人のゲノムを解析し、その人に合った治療や予防などを行っていくのがゲノム医療です。いってみれば、その人に合った「オーダーメイド」の治療を行っていく方法です。

がんを含めたいくつかの疾患において、実際にゲノム治療が取り入れられるようになってきていますが、まだ一般の治療で用いられる段階には至っていません。それでも近い将来、誰もが利用できる治療法となれば、自分がなりやすい病気・なりにくい病気が容易にわかるようになります。

そうなれば、健康管理において私たちは、自分の遺伝情報に合わせて食生活や生活習慣等を組み立てていけばよくなります。巷《ちまた》でいわれる健康法に、無理に自分を合わせなくてもよくなるわけです。

次に、ｉＰＳ細胞を使った再生医療を見ていきましょう。

ｉＰＳ細胞とは、人工的に培養された多能性の幹細胞のことです。この培養技術を開発したのが京都大学の山中伸弥《やまなかしんや》教授で、この技術開発により２０１２年にノーベル医学・生理学賞を受賞しました。

幹細胞とは未分化の細胞で、分裂して増殖しながら、さまざまな組織や臓器に分化（＝成長）する能力を持っています。山中教授のグループは、皮膚由来の体細胞（生殖細胞以外の細胞の総称）にいくつかの遺伝子を入れることで、体のすべての組織細胞に分化する能力を持ち、かつ分裂増殖後も自己複製能力を持つという、いってみれば万能細胞を作ることに成功。この細胞をｉＰＳ細胞と名づけたわけです。

ｉＰＳ細胞のすごいところは、それを患部の組織や臓器などに貼り付けることで、その部分を生まれ変わらせることができることです。

たとえば、肝臓に病気を持つ人がいたとして、その人の皮膚から採取した細胞でｉＰＳ細胞を作ったとします。それを肝臓の細胞へと分化（成長）させた後、そのｉＰＳ細胞のシートを肝臓に貼り付ける。そうすると、ｉＰＳ細胞から分化させた細胞には自己複製能力があるため、理論上では、複製を繰り返すことでそれが肝臓の細胞にとって代わり、結果的に肝臓を元の健康な状態に戻していくことができる、というわけです。

こんな具合に、ｉＰＳ細胞を用いて自分の臓器を若返らせ、蘇《よみがえ》らせることができれば、他者からの臓器提供を待って、移植するということも必要なくなります。しかも、ｉＰＳ細胞の場合、自分の細胞を使うため、臓器移植に伴う拒絶反応という問題も解決できます。

さらに、ｉＰＳ細胞は、病気の治癒だけでなく、若返りなどのアンチエイジング効果も期待されています。

たとえば、ｉＰＳ細胞を皮膚の細胞に分化させて、それを皮膚に貼り付ければ、皮膚全体を若返らせることも理論上は可能です。iPS細胞を動脈の細胞に分化させて、動脈に貼り付ければ、動脈全体の若返りも期待できます。これが実現できれば、加齢とともに進む動脈硬化も解消していけるかもしれません。

このように、「不死」までは無理としても、「不老」であれば、iPS細胞によってある程度、実現可能なのです。その意味で、iPS細胞は、これまでの医学を根本的に変えていく可能性がありそうです。

現在の医学の進歩のスピードを考えれば、10年後、20年後に、ゲノム治療やiPS細胞を用いた再生医療が当たり前のように行われているかもしれません。

となると、将来のがんや心疾患、脳血管疾患、糖尿病などをやたらと心配するのではなく、「20年後には、きっとiPS細胞が普及しているだろうから、動脈硬化になったら、それで血管を蘇らせればいい」くらいに気楽な発想があってもいいのではないでしょうか。

もちろん、そこに依存して、今できる予防等を怠るのはお勧めしません。それでも、そうした発想には夢があって、気持ちを前向きにしてくれます。

老後を考える上で、こうした「前向きな期待感」というのは、今という時間を楽しむためにも、とても大切なことなのだと私は思っています。

第6章 幸せな老いは必ず迎えられる

現役時代の価値観なんてさっさと手放そう

体や頭ばかりでなく、年を取れば、自分を取り巻く「環境」も変わってきます。現役時代とは大きく変わっていく「環境」に対しても、体や頭の老化と同じく、すんなり受け入れられる人とそうでない人とに、はっきりと分かれるという印象を持ちます。

今の日本では、組織で働いていれば「定年」というものがあります。そして、定年後、自分を取りまく生活環境というのは、大きく変わっていくのが一般的です。

組織で働いていたころは、収入や肩書、社会的地位といったものが、程度の差こそあれ、評価の「モノサシ」のメインになりました。そして、そのモノサシで自分や他者の勝ち負けを判断し、人間関係もその判断に基づいて構築していく……となりがちです。一時期、「勝ち組」「負け組」といった言葉が流行《はや》りましたが、学校時代も含めた現役時代というのは、まさにそうした価値観で多くのことが動きがちなのではないでしょうか。

ところが、定年を迎え、これまで属していた「組織」との関係が切れたら、地位も肩書も関係なくなります。

オーナー一族の一員だったり、ものすごい実力者で高齢になってもその組織の重鎮であり続けられたりという人であれば、「定年」もなく、いつまでも肩書や地位を持っていられるかもしれません。しかし、こうした人たちはごく稀《まれ》です。ほとんどの人は、ある程度の年齢になれば、属した組織を去り、それまで持っていた肩書や地位などを手放すことになります。

結局のところ、「社会的地位」などというものは、年を取れば、いずれはなくなっていくものなのです。そうやって肩書も地位もない「素」の自分で生きていくことになるのが、定年後の人生です。

そのときになっても、学歴や肩書で相手を判断したり、勝ち負けで物事を見たりといった現役時代の価値観を手放せずにいると、老後はかなり厳しい日々になると思います。「俺は部長だった」「支店長だった」と、昔の肩書を振りかざしたところで、新しいネットワークでは誰も相手にしてくれないでしょう。逆に、「あの人、感じ悪いよね」と鼻つまみ者になりかねません。

しかも、老いていけば、誰しも体も頭も衰えていきます。どんなに学歴が高い人でも、どんなに会社で出世した人でも、それは同じです。

定年以前の人生においては、成績がいい、運動神経が優れている、容姿に恵まれている、商才に長《た》けている……など、さまざまな「差」や「優劣」が存在しているものです。しかし、年を取るに従い、体も頭も衰えていく中で、そうした「差」もなくなっていきます。とりわけ80歳を過ぎて、老いを受け入れる段階になると、その傾向は強くなっていくと思います。その意味では、世の中というのは、結局は「平等」になるようにできているのでしょう。

極論をいってしまえば、年を取れば、みんな「ただの人」です。その中にあって、現役時代の価値観を手放せずにいることは、その人を苦しめるだけです。どんどん自分が惨めになっていくだけです。

さらにいえば、現役時代の価値観に縛られていると、老化も進みやすくなります。というのも、現役時代からのプライドが邪魔をして、定年後の新たなネットワークになかなか足を踏み込めなくなってしまうからです。そのため、家に閉じこもりがちになり、体も頭もあまり使わない生活を続けてしまうことになる。こうした状況がどれほど老化を加速させるかは、この本をここまでお読みいただいたみなさんなら十分に理解していただけると思います。

一方で、定年後、「ようやく仕事（組織）から解放された！」と、現役時代の価値観をさっさと手放し、自由に生きている人もいます。そして、現役時代の肩書等に頼らずとも、まわりを魅了し続ける人たちもいます。

私自身がそのお手本と感じているのが、解剖学者の養老孟司《ようろうたけし》さんです。

養老さんには「東京大学名誉教授」の肩書があります。しかし、養老さんご自身は、「私は東大名誉教授だ」なんてことはおっしゃいません。そのため、今の養老さんしか知らない若い世代からすれば、養老さんは「大ヒット作を数多く持つ文筆家」、もしくは「昆虫に詳しい人」といった認識なのではないでしょうか。そして、80歳を超えた今も、現役でヒット作を出し続けられています。

老いてからは、現役時代の肩書も地位も、そして昔の価値観もスパッと手放して、自分の好きなように生きる。それが楽しく、幸せな老後につながるのではないかと思っています。

過去の実績や金に執着しない！

前項とも重なる部分はありますが、ここではすでに定年退職を迎えた人向けの話をしていきたいと思います。最近では法律の改正などもあって定年後も再雇用や業務委託のような形で在籍していた会社にそのまま関わりを持って働く人が増えています。

ここで元部下や後輩からの評価が二分されることが多くなります。

好かれる人というのは仕事をきちんとこなすことはもちろん、元部下や後輩であっても丁寧な言葉遣いで接して、決して自分の過去の功績などをひけらかさないものです。場合によっては、アシストしたことで大いに社業に貢献したとしても手柄を後輩たちに譲ったりもします。ポイントはいろいろな意味で「執着しない」ことです。

ところが、これができない人が多いようです。ありがちな例でいえば、とっくに社員ではなくなっているにもかかわらず、いつまでも先輩面、上司面《づら》をしたがる。たとえば、丁寧語どころか呼び捨て、命令口調で何十年も昔の実績自慢を延々としたりします。

「あの仕事は俺がいたからこそ成功できた」

昔の仕事のやり方を変えると、

「俺が作ったやり方を変えるとは、いつからそんなに偉くなったんだ？」

などと偉そうな態度を取って、元部下に対して居丈高に接します。もちろん、後輩たちは面と向かっては何もいわないまでも、陰でげんなりしています。メールの宛名も「○○くん」「○○ドノ」などとあり得ないくらい高飛車だったりします。

最悪なのは、お金に執着しすぎる人です。だいたいにおいて再雇用された場合、現役時代より大幅に給料は下がります。それはそれとして受け入れればよいものを、

「給料が安い。俺の功績からすれば安すぎる」

などと文句ばかりいう人が多いようです。ひどい人になると、昔の取引先の担当者を紹介するなどという名目で後輩を呼んで、「経費で落とせるだろう？」といって食事代や飲み代を出させたりします。ほとんどたかりに近いですね。

困った人というより、むしろモンスターとして毛嫌いすらされてしまいます。

当たり前です。現実は現実として受け入れ、自分のことばかりを主張するのではなく、相手の立場を思いやる。そういう懐の深さを持てば、自然に元部下や後輩たちからも慕わ

れて、第二の人生を楽しく生きることができるはずです。「かわいいおじいちゃん、おばあちゃん」を目指しましょう。

自分の幸せの尺度を信じよう

年を取ったときにもっとも大切なのは、「自分は今、幸せだ」と感じられるかどうかだと私は思っています。

そして、年を取ってからの幸せは、若いころよりも「主観」の部分が大きいのではないでしょうか。つまり、自分が主観的に「幸せ」と思えるかどうか。

現役時代の「幸せ」の尺度は、お金だったり、肩書だったり、学歴だったり、家柄だったり、容姿だったりといった客観的なものがモノサシとなりがちです。そうしたものが揃《そろ》っている人のほうが傍《はた》から見ても幸せそうだし、本人にとっても幸せを感じやすいかもしれません。しかし、老いてからは、そうしたモノサシで測ってしまうと、その人はかなり「不幸な人」となります。

定年で組織から離れれば肩書はなくなります。容姿は当然、世間的な基準から見れば衰えていきます。今さら「学歴」云々《うんぬん》といったところで何の意味もありません。お金や家柄についていては「現役並み」を維持できる場合もあるかもしれませんが、そのせいで孤独なのであれば、「いくらお金があって、家柄がよくてもね……」です。

結局、老いてからも、世間一般のそうした「幸せの尺度」を後生大事に持っていたら、自分は不幸だと感じるばかりです。前々項で述べた現役時代の価値観と同様、定年後はさっさと手放し、自分の尺度で自分の幸せを測っていったほうがいいと思います。

お金もない、家族もいない……など、世間一般の「幸せの尺度」からすると、あまり幸せそうに見えなくても、本人が「私は幸せだ」と思っていれば、その人は幸せなのです。他人がどう見ようと関係ありません。

その際のポイントとなるのが、自分が心の底から「ああ、幸せだな～」と感じられることを日々の生活で常に経験できるようにしておくことです。そうすれば、いつでも「ああ、幸せだ～」と思えるし、そういう時間が多ければ、「自分は幸せな人間だ」と思いやすくなります。

何に対して「幸せ」と感じるかは、人それぞれです。日向《ひなた》ぼっこしながら茶飲み友だちとおしゃべりしていることに「幸せ」を感じる人もいれば、大好きなラーメンを食べ歩いているときが極上の時間だという人もいるでしょう。スポーツジムで運動をするのがとにかく楽しくて仕方がないという人もいるでしょう。

あなたにとって「ああ、幸せだ〜」と感じられるのは、どんなときですか？　それはいくつあってもいいと思います。そして、それらのために費やす時間をどんどん増やしていきましょう。

これまでたくさんの高齢者を見てきましたが、自分が「ああ、幸せだ〜」と感じられることを、心ゆくまで楽しむ生活を続けている人は、たいていいつも機嫌がいいし、見た目に元気です。

「機嫌がいい」というのは、年を取れば取るほど重要になってくると思います。自分の好きなことをして、いつもご機嫌で、まわりから「あの人、おめでたいよね」といわれるくらいな生き方をしているほうが、毎日が楽しいと思います。

みなさんも、まわりから「おめでたい人」といわれるくらいに、自分が「ああ、幸せだ〜」と感じられる時間を大切にしてください。

老後は「我慢解禁」のとき

年を取るに従い、「思い通りにいかない」と思うことが増えていくのも、残念ながら事実です。

実際、年を取れば取るほど、体力もなくなり、できることも限られていきます。容色も衰えていきます。体のあちこちで痛いところが出てきます。病気にもなりやすくなります。若いときほど、日々の生活に楽しいことが満ちあふれているわけでもありません。それどころか、感情の老化で簡単には喜べないし、感動もできなくなります。

こんな具合に、年を取れば思い通りにいかないことが増えていく。だからこそ、より積極的に「楽しみ」を求めていったほうがいいと思うのです。苦しいこと、つらいことなどが増えていく分、それらを半減したり、解消したりするためにも、自分が好きなこと、やりたいことをとことん楽しむのです。つらくて苦しい分、楽しいことをたくさんして、バランスを取っていく、というわけです。

老後を迎えたということは、これまで我慢していたことを、できるときがやってきたということです。

これまで「我慢してきたこと」の多くは、世間体だったり、この先の人生だったりを考えてやめておいたことでしょう。

しかし、これからは組織を離れて、社会的なしがらみから自由になったのですから、今さら「世間体」を気にする必要はありません。現役時代は同僚や部下たちの目が気になって着られなかったファッションでおしゃれをしてもいい。社会的な立場もあり、我慢していた「遊び」や「趣味」に手を出してもいい。

また、「高齢者」と呼ばれる年齢までいったら、はっきりいって「この先の人生」にすでに辿《たど》り着いているわけです。たとえば、「将来、病気にならないように」とさまざまな生活習慣での我慢を続けていたのであれば、ようやくその「将来」に到達したわけです。

お金にしても、老後のお金が不安で、欲しいものも我慢して貯蓄に回していたのだったら、今がその「老後」なのです。

つまり、我慢の先の「ゴール」に辿り着いたのですから、今さら自分に我慢を強いる必要はどこにあるのか、という話です。そろそろ「我慢」から自分を解放してあげてもいいのではないでしょうか。

年を取ったら、思い切っていろいろなことを「解禁」して、それを存分に楽しむ。シニア時代は、それくらいの「自由」を自分に与えてあげていいと思います。

タバコ好きな知り合いの例です。肺がんの予防のため、ある時期から禁煙するようになりました。しかし、70代になって、「俺はもうこの年だから、まあ、肺がんになってもいいかな」と開き直り、再び吸うようになりました。

90歳を過ぎてもヘビースモーカーのまま、肺がんにもならず、天寿を全うしたという例は枚挙に暇《いとま》がありません。

喫煙に関しては受動喫煙の問題もあり、世間の目がどんどん厳しくなってはいますが、マナーとルールをわきまえている限り、こうした選択肢も「あり」だと私は思っています。

楽しいことはきっと見つかる

中には、病気などで「できること」がかなり減ってしまい、「我慢を解禁して楽しむ」といっても、取り組めることにかなりの制限がかかってしまうこともあるかもしれません。

これは高齢者ならではは悩みでしょう。

それでも、残されている「できること」の中から、自分にとっての「楽しいこと」は必ず見つけられます。

たとえば、運動神経系の障害により全身の筋肉が動かせなくなっていく筋萎縮性側索《きんいしゅくせいそくさく》硬化症《こうかしょう》（ALS）の患者さんの中には、目を使って文章を書いている人もいます。脳血管疾患で片麻痺《かたまひ》等になった後、使える側の手で絵を描いている人もいます。

こうした方々を見るにつけ、どんな困難な状況でも、必ず「できること」はあるし、そこから自分にとっての「楽しいこと」は必ず見つけられるのだと感じます。

「できないこと」ばかりに注目し、人生の残された時間を自分でつまらないものにしてしまえば、老後は惨めなものになっていくばかりです。

そうした事態を避けるためにも、「できること」に注目し、それをどんどん楽しんでいってください。

受け入れたほうが楽なことは、世の中にたくさんある

あなたは、この先、車いすやオムツが必要になったとき、抵抗なく受け入れられそうですか？

まだまだ先の話と思われるかもしれませんが、ちょっと考えてみてください。

車いすもオムツも、いずれは必要になることもあるでしょう。病気にでもなれば、それは意外と近い将来かもしれません。そうした老いに伴う新しい生活習慣を、受け入れることができるか否かは、「老い」に対してネガティブになるか、ポジティブになるかの分岐点なのだと感じています。

老いの「新習慣」を受け入れるのは、多くの人にとって、かなりハードルが高いかもしれません。

ただ、一度受け入れてしまうと、意外とすんなりいくものです。このことは、臨床の現場で多くの高齢者を見てきて実感しています。

たとえば、自立しての歩行が厳しくなると「車いす」という選択肢が出てきますが、た

いていの人が「車いすはちょっと……」と使うことに抵抗を示します。ところが、何かのきっかけで使い始めると、「これは楽だ！」と、その後、車いすの利用を嫌がらなくなる人が少なくないのです。

杖《つえ》の使用も多くの人が、「年寄りっぽく見えるから」といった理由で嫌がりがちです。ところがこれも、車いすと同じで、1回持ってみると、たいがいの人が手放せなくなるようです。杖があることで、歩くのが楽になりますし、歩行時の転倒不安などもいくらか解消できます。そうしたところに使用のメリットを感じている人が多い印象です。また、昨今はおしゃれな杖もいろいろ出ていますから、それを選ぶ楽しみもあります。

オムツの使用についても、着け始めると、「思ったより着け心地がいい」「思ったより楽」と、意外とすんなり抵抗感が解消されたりします。実際、さまざまな病気等の影響で、尿漏れや頻尿などの尿トラブルで悩んでいる高齢者は少なくありません。オムツの着用は「外出先で漏らしたらどうしよう」という不安や、実際に漏らしてしまったときの不快感などを解消してくれます。オムツを着用することで、ＱＯＬ（生活の質）をぐっと高めることができるわけです。

未知なこと、未経験なことに対して、私たちは抵抗感を覚えがちです。恐れも感じます。そのため、食わず嫌いで、それを避けようとします。

しかし、どんなことも、実際に経験してみないと、それが「いい」のか「よくない」のかわからないものです。そして、経験のための第一歩を踏み出すには、未知のものへの抵抗感や恐れのハードルを下げること。それには、「ネガティブな部分よりもポジティブな部分に注目する」のがいいと思います。

たとえば、「車いすなんてみっともない」ではなく、「車いす、楽そう」。「杖なんて年寄りっぽくて嫌！」ではなく「杖があったほうが、楽そうだし、安心して歩けそう」。そうやって何事もポジティブに受け止めたほうが、幸せ感が増しますし、どんなことでも前向きに受け入れやすくなると思います。

老眼鏡や補聴器も気にしない

現代は、老化の進行が以前よりも遅くなってきています。昭和20年代に誕生した『サザエさん』の波平《なみへい》さんが54歳で、その妻のフネさんは48歳（テレビアニメでは52歳の設定）だったという話を聞くと、今の日本の40代、50代が過去と比較していかに若々しいかが理解できると思います。

ところが、人間の体を構成するさまざまな器官において、老化のスピードが昔とそう変わっていないといわれているものがあります。それは「感覚器」です。とりわけ、目と耳。実際、多くの人が、40代くらいになると「老眼かな」と感じることが多くなります。また、耳についても、40代とか50代くらいで「耳が遠くなったかも……」と感じる人は少なくないようです。

そして、こうした感覚器官の老化については、気がついたらできるだけ早く手を打ったほうがいいと思います。「手を打つ」とは、具体的には老眼鏡や補聴器を利用する、ということです。なぜなら、目や耳などの感覚器の衰えの場合、意外とメンタル面へ大きく影響するからです。

たとえば、目が見づらいと、視界がぼんやりしてきたり、暗くなったりするので、それによりうつ症状が出やすくなります。

耳が遠くなると、会話にうまく入っていけなくなるため、コミュニケーション量がぐっと減り、場合によっては引きこもりがちになったりもします。そうなると、これまたうつ症状が出やすくなります。また、難聴によって認知症の発症リスクが2倍になるという海外の研究結果もあります。

こうした事態を避けるためにも、「あれ？」と思ったら早めに対処したほうがいいのです。それが、日々のQOLを高めることにつながります。

超高齢社会を迎えて、老眼鏡にしろ、補聴器にしろ、性能もよくなっているし、外観もおしゃれになってきています。しかも、手ごろな価格で買えるものも少なくありません。

ただし、こうした機器を店頭やネット等で購入するのはあまりお勧めしません。自分に合わないものを買ってしまえば、逆に不快感が増してしまうからです。専門の医療機関に相談して、自分の今の状態に最適なものを選んで購入するようにしましょう。

生涯現役を目指そう

仕事が趣味という人もいると思います。

たしかに、高齢になっても働き続けることは、健康を維持し、老化を遅らせる上で非常に有用です。実際、定年もなく、何歳になっても働いている高齢の人たちは若々しい印象があります。そして、その理由は、この本をここまでお読みになったみなさんにはもうおわかりですね。体と頭を使い続ける生活をしているからです。

そこで考えたいのが、あなたは何歳まで働くのか、です。つまり、本当の意味での「定年」を、あなたは何歳にするのか。

もし、仕事が大好きで仕方がないという人ならば、引退などする必要はありません。現役時代に大した趣味も持たず、たとえば仕事仲間とゴルフに行くくらいだと、リタイアした直後はいいものの、時間が経《た》つにつれて、付き合ってくれる友だちもだんだんと少なくなっていきます。仕事仲間というのは、あなたではなく（そういう人もいるでしょうが）、会社の肩書に興味があったということを認識しておくべきでしょう。リタイアすると年賀状の数が一気に減った、お中元・お歳暮が届かなくなった、と愕然《がくぜん》とする人が多いとも聞きますが、そういうことは当たり前だと割り切っていれば、何の問題もないはずです。

老け込む人というのは引退すると同時に何もすることがなく、家でゴロゴロしながらテレビをボーッと観て、食事して、晩酌して寝るだけ、という日々を過ごしてしまいがちです。すると、何度もお伝えしてきたように前頭葉の老化が進み、脳機能や運動機能が低下してしまいます。

だから、よほど目標を持っていない限りは、できるだけ現役時代を長くしたほうがいきいきと過ごせるはずです。別に長年勤めていた会社にこだわる必要はありません。現役時代に培った能力を生かして転職するもよし、起業するもよしです。現役を続けることで現役時代よりは少ないかもしれないですが、自分の力でお金を稼ぐことができます。昨今、「老後2000万円問題」というものが囁《ささや》かれていますが、あれだって月に5万円も稼げれば解決してしまう問題です。そう考えるとお金の悩みからも解放されるのです。

もちろん、仕事をしなければならないというわけではありません。ボランティアに熱中するのもいいでしょう。趣味の集まりに没頭するのでも、町内会の役員やマンションの管理組合の役員をやるのでも構いません。リタイア後も社会と関わっていくことで、自分が必要とされている場所を見つけることが大事なのです。

リタイアした人にとって大切なのは「きょういく」と「きょうよう」だといいます。

これは「教育」でも「教養」でもなく「今日行く場所がある」「今日は用事がある」と

いう意味です。毎日を無目的に生きるのではなく、その日に必ずするべきことがあるという状態を整えておくことで、心身ともに健康を保ち続けることができるのです。

「財産」は自分の人生で使い切れ！

人生を終えるときに、数千万円もの財産が残っているというケースは、今の時代、結構あると思います。しかし、私個人の考えとしては、自分のお金は、自分の人生で使い切るのが一番です。

もちろん、先祖代々の土地だったり、祖父母や親などの代から引き継いだ財産だったりなどは、次の世代に引き継ぐことの大切さがあると思います。しかし、自分やパートナーが頑張って働いて貯《た》めたお金は、自分たちの人生で使い切ったほうがいいと思うのです。それを子や孫に残そうとするのは、バカバカしくはないですか。

実際、子どもや孫に財産を残そうとすると、たいていろくなことがありません。親になまじっか財産があると、その財産をめぐってきょうだい仲が悪くなりがちです。また、遺産を期待している子どもたちが親の再婚を妨げる、などということが起こったりもします。

そもそも、子どもも親が亡くなるころには60代くらいになっているでしょうから、その年齢になって、今さら親のお金を期待するのもどうかと思います。

子や孫にお金を残すことばかり考えるのではなく、自分のお金は自分たちのためにどんどん使っていきましょう。

何に使うかは、「あなたや、あなたのパートナーの好きなように」です。

第4章で、感情の老化を防ぐために「一流のものに触れよう」という話をしましたが、そこにお金を回すのもひとつの方法でしょう。

お金の使い道は「モノ」より「コト」のほうがいいと思います。つまり、宝石などのモノを買うよりも、旅行などの体験にお金を費やす。体験は「思い出」となって残ります。それをいつまでも楽しむことができます。

そうやって、これまでの人生で頑張ってきた自分へのご褒美にしてあげてください。

構成・前嶋裕紀子

和田秀樹［わだ・ひでき］
1960年大阪府生まれ。東京大学医学部卒業。精神科医。東京大学医学部附属病院精神神経科助手、高齢者専門の総合病院・浴風会病院精神科、米国カール・メニンガー精神医学校国際フェローを経て、国際医療福祉大学大学院教授。川崎幸病院精神科顧問。和田秀樹こころと体のクリニック院長。老年精神医学専門の医者として、30年以上にわたり、高齢者医療の現場に携わる。『70歳が老化の分かれ道』（詩想社新書）、『80歳の壁』（幻冬舎新書）など著書多数。

編集：小川昭芳
編集協力：小林潤子

老いが怖くなくなる本

二〇二二年 六月六日 初版第一刷発行
二〇二二年 十二月二十日 第二刷発行

著者 和田秀樹
発行人 飯田昌宏
発行所 株式会社小学館
〒一〇一－八〇〇一 東京都千代田区一ツ橋二ノ三ノ一
電話 編集：〇三－三二三〇－五一一七
販売：〇三－五二八一－三五五五

印刷・製本 中央精版印刷株式会社

Printed in Japan ISBN978-4-09-825405-7